KAGAWA UNIVERSITY HOSPITAL

Q&Aでわかる
香川大学医学部附属病院の
最新治療

香川大学医学部附属病院 編著

バリューメディカル

発刊にあたって

Q&Aでわかる香川大学医学部附属病院の最新治療

香川大学医学部附属病院長　横見瀬 裕保

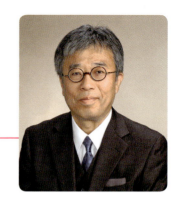

　体調を崩して病院にかかったら突然、「がんですね」と言われたら不安になります。そんなときの患者さんの疑問、不安にお答えすることを目的に本書を刊行しました。当院のあらゆる分野の専門医が代表的な疾患、症状についてQ&A（質問とその答え）形式で信頼のできる診断、治療法について解説します。また当院が得意とする「先進医療」についても紹介しています。医療情報はインターネットなどに氾濫していますが、その多くは広告、宣伝であり、場合によっては患者さんに間違った情報を提供しています。本書ではガイドラインに従った標準的な治療法を紹介することを原則とし、その上で最新の治療法も紹介しています。

　当院の特徴は医学部附属病院であるという点です。新しい診断法、治療法を開発して「先進医療」として行っています。まだ日常診療、一般病院では使用されていない開発中の新薬（がん、認知症など）の臨床治験を積極的に行っています。がんの悪さ加減、進み具合、治療効果を調べるPET検査においても一般病院では使用していない独自の薬を当院の医師たちで作成し、新しい診断法を行っています。

　また当院は再開発中です。2014（平成26）年に新南病棟ができ、讃岐平野が一望できる素晴らしい療養環境を提供しています。2016年1月から中四国最高レベルの手術棟が稼働し、ロボット手術支援システム「ダ・ヴィンチ」手術、MRI対応ナビゲーション手術、血管造影対応ハイブリッド手術を行っています。ダ・ヴィンチ手術は前立腺がんだけでなく、膀胱がん、腎がん、大腸がんにも適応拡大して行っています。

　新病棟稼働に伴い、救命救急センターを1階ワンフロアに集約し診断、初期治療、入院治療を総合的に行っています。新設されたヘリポートは母体・新生児・重症の救急患者の緊急移送に活躍しています。「どんなときでも救急車を断らない」を目標に日夜、頑張っています。

　当院は開院30年以上になりますが、必ずしも香川県民の皆さんに知っていただいて、信頼していただいて、愛していただいて、選択していただいているとは思っていません。「いつも近くにいる香川大学病院」をめざして全職員の意識改革を行っています。大学病院といっても高い垣根はありません。病気が治るという患者さんの夢をかなえるために全力を尽くしますので、なにとぞ、よろしくお願い申し上げます。

2016年1月

基本理念

患者さんの権利を尊重し、良質な医療を提供するとともに、
医学の教育・研究を推進し、医療の発展に寄与する。

基本方針《目標》

1. 患者さんの人格と尊厳を重んじ、
   患者さん中心の良質・安全な医療を実践する。

2. 厳しい倫理観と豊かな人間性を備え、高い能力を持つ医療人を育成し、
   生涯研修の場を提供する。

3. 先進医療の開発につながる特色ある研究や、
   医薬品及び医療機器の臨床研究を推進する。

4. 医療・福祉の向上のため、地域医療機関との連携を強め、
   各種支援事業を行うなど地域の中核的役割を果たす。

5. 満足度の高い医療環境の整備に努め、効率よく、
   安定した病院経営を行う。

患者さんの権利

すべての患者さんは次の医療に関する権利をもっており、
当院は患者さんの権利を尊重した医療を行います。

① 安心して質の高い医療を受ける権利
② 医療従事者から納得のゆく説明を受ける権利
③ 説明を受けた後に治療方針を選択する権利
④ セカンドオピニオン（他の医師の意見）を求める権利
⑤ プライバシーが守られる権利
⑥ 診断治療を拒否する権利
⑦ 臨床教育、臨床研究に参加、拒否する権利
⑧ 当院の規則に基づき自分の診療に関する記録などの情報を得る権利

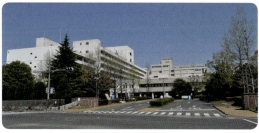

玄関から南病棟を望む

＜キャッチコピー＞
ささえる、つながる、リードする。

香川大学医学部附属病院は、讃岐の丘の恵まれた環境の中で、医療への志と使命を持つ全ての医療スタッフが、地域・日本国内、そして世界の医療機関ともつながりながら、最新、最善の医療と研究・教育に、ひたむきに取り組んでいる大学病院であることを表しています。

Q&Aでわかる香川大学医学部附属病院の最新治療
もくじ

発刊にあたって
香川大学医学部附属病院長　横見瀬 裕保 …………………………………………………………………… 2

基本理念、基本方針《目標》、患者さんの権利 ……………………………………………………………… 3

巻頭特集　香川大学医学部附属病院の先端医療　　　　　　　　　　　　　　　　　　　　　9

1 手術棟完成。多彩な最新機能・手術室数の増加――手術室
手術部 部長（准教授）　臼杵 尚志 …………………………………………………………………… 10

2 手術革命、遂に訪れたロボット時代――腎臓がん・前立腺がん・膀胱がん
泌尿器・副腎・腎移植外科 科長（准教授）　杉元 幹史　助教　常森 寛行 ……………………… 12

3 ロボット手術など最新治療で好成績――大腸がん
消化器外科 助教　赤本 伸太郎 ………………………………………………………………………… 14

4 創が小さく、回復も早いカメラ（内視鏡）手術――肺がん
呼吸器外科 講師　呉 哲彦 ……………………………………………………………………………… 16

5 高度進行肝細胞がんに対する集学的治療で高い成績――高度進行肝細胞がん
消化器内科 助教（学内講師）　谷 丈二 ………………………………………………………………… 18

6 最先端技術、強度変調放射線治療でがんを治す――前立腺がん・頭頸部がん
放射線治療科 教授　柴田 徹 …………………………………………………………………………… 20

7 がん免疫療法が飛躍的に進歩――各種がん
血液内科 教授　門脇 則光 ……………………………………………………………………………… 22

8 PET/CTを使った正確な診断――がん診断
放射線診断科 教授　西山 佳宏 ………………………………………………………………………… 24

9 最先端の脳腫瘍手術の実際――脳腫瘍
脳神経外科 講師　三宅 啓介 …………………………………………………………………………… 26

10 脳に最高の環境を与える――脳の病気、外傷
救命救急センター 副センター長（講師）　河北 賢哉 ………………………………………………… 28

11 難治性心不全に対する切れ目のない包括的医療――心不全
循環器内科 講師　野間 貴久／心臓血管外科 教授　堀井 泰浩 ……………………………………… 30

Q＆A方式　香川大学医学部附属病院の最新治療　　　　　　　　　　　　　　　　　　　33

がん

Q1 肺がんに対する画期的治療法、分子標的療法とは？
呼吸器内科 科長（講師）　坂東 修二 …………………………………………………………………… 34

Q2 遺伝子解析に基づくオーダーメード肺がん治療の効果は？
呼吸器外科 病院長（教授）　横見瀬 裕保 ……………………………………………………………… 36

Q3 お腹を切らない内視鏡手術をご存知ですか?
消化器内科 講師　森 宏仁……38

Q4 超音波内視鏡検査(EUS)って、どんな検査ですか?
消化器内科 助教　鎌田 英紀……40

Q5 膵がんに対する術前化学放射線療法を組み合わせた最新の外科治療とは?
消化器外科 准教授　岡野 圭一　教授　鈴木 康之……42

Q6 乳房全摘後では、きれいな再建乳房はできないの?
乳腺内分泌外科 科長(准教授)　紺谷 桂一……44

Q7 最新の乳房再建術を知りたいのですが?
形成外科・美容外科 教授　田中 嘉雄……46

Q8 子宮頸がんは予防可能ですか?
総合周産期母子医療センター 准教授　金西 賢治……48

Q9 咽喉頭がんの低侵襲手術って、どんな治療?
耳鼻咽喉科・頭頸部外科 教授　星川 広史　助教　森 照茂……50

Q10 悪性骨腫瘍の最新の診断と治療法とは?
整形外科 助教　山上 佳樹……52

Q11 放射線治療って、がんを治療するのですか?
放射線治療科 助教　髙橋 重雄……54

Q12 IVRって、どんな治療法なの?
放射線診断科 医員　三田村 克哉　助教(学内講師)　佐野村 隆行……56

移植医療

Q13 膵臓移植って、どんな治療?
消化器外科 助教　大島 稔　助教　山本 尚樹　准教授　岡野 圭一　教授　鈴木 康之……58

Q14 腎移植とは、どんな治療ですか?誰でも受けられますか?
泌尿器・副腎・腎移植外科 講師　上田 修史……60

Q15 造血幹細胞移植とは、どんな治療?
血液内科 講師　今滝 修……62

脳とこころの病気

Q16 パーキンソン病の新しい治療にはどんなものがありますか?
神経内科 科長(准教授)　出口 一志……64

Q17 認知症って、治るの?
精神科神経科 教授　中村 祐……66

Q18 脳卒中は切らずに治すこともできるの?
脳神経外科 講師　川西 正彦……68

Q&Aでわかる香川大学医学部附属病院の最新治療
もくじ

Q19 うつ病の原因は？ 治るの？
精神科神経科 助教（学内講師） 嶋 宏美 …………………………………………………………… 70

心臓と血管、内分泌の病気

Q20 心原性脳塞栓はどんな病気？ 有効な治療法とは？
循環器内科 助教（学内講師） 石澤 真 …………………………………………………………… 72

Q21 高度動脈硬化性疾患へのチーム医療とは？
循環器内科 助教（学内講師） 村上 和司 …………………………………………………………… 74

Q22 エコノミークラス症候群の注意点と治療法は？
抗加齢血管内科 助教（学内講師） 石川 かおり　教授 河野 雅和 …………………………………………… 76

Q23 インスリンポンプを知っていますか？
内分泌代謝内科 准教授 井町 仁美　教授 村尾 孝児 ………………………………………………… 78

Q24 慢性腎臓病で透析にならないためには？
腎臓内科 科長（講師） 祖父江 理／抗加齢血管内科 教授 河野 雅和 ……………………………………… 80

整形外科・形成外科の疾患

Q25 人工関節置換術って、どんな手術？
整形外科 助教 森 正樹　助教 高田 成基 …………………………………………………………… 82

Q26 胸板の形は治せますか？
形成外科・美容外科 准教授 永竿 智久 …………………………………………………………… 84

Q27 子どもの口や鼻の形は治せますか？
形成外科・美容外科 病院助教 玉井 求宜 …………………………………………………………… 86

眼・耳・皮膚の病気

Q28 黄斑変性って、どんな病気？
眼科 講師 白神 千恵子 …………………………………………………………………………… 88

Q29 緑内障は治る病気ですか？
眼科 准教授 廣岡 一行 …………………………………………………………………………… 90

Q30 中耳炎治療は、どんなとき手術が必要ですか？
耳鼻咽喉科・頭頸部外科 准教授 宮下 武憲 ………………………………………………………… 92

Q31 内視鏡鼻内手術の進歩が目覚しいと聞きましたが？
耳鼻咽喉科・頭頸部外科 助教 秋山 貢佐 ………………………………………………………… 94

Q32 アザやシミのレーザー治療について教えて？
皮膚科 助教（学内講師） 森上 徹也 ……………………………………………………………… 96

Q33 外用ステロイドって、本当は怖いの？
皮膚科 教授 窪田 泰夫 …………………………………………………………………………… 98

女性と子どもの病気

Q34 超音波で赤ちゃんの何が見えますか？
周産期科女性診療科 准教授　田中 宏和 …… 100

Q35 赤ちゃんの最新医療にはどんなものがありますか？
総合周産期母子医療センター 講師　安田 真之 …… 102

Q36 子どもの食物アレルギーが心配なのですが？
小児科 助教　西庄 佐恵 …… 104

Q37 臍帯血移植って、どんな治療法ですか？
小児科 准教授　岡田 仁 …… 106

Q38 子どもの手術は怖いですか？
小児成育外科 科長（准教授）　下野 隆一 …… 108

Q39 小児成育外科って、どんな治療をするの？
小児成育外科 科長（准教授）　下野 隆一 …… 110

リウマチと感染症の病気

Q40 関節リウマチかも、と言われたら？
膠原病・リウマチ内科 科長（講師）　土橋 浩章　助教　亀田 智広 …… 112

Q41 エイズを正しく理解したいのですが？ エイズは怖い病気？
輸血部 部長（教授）　窪田 良次 …… 114

歯の病気

Q42 切らずに治せる？ 抜かずに治せる？ 口の中の内視鏡手術とは？
歯・顎・口腔外科 助教　中井 史 …… 116

Q43 がんの治療と口の中の環境は関係ありますか？
歯・顎・口腔外科 准教授　大林 由美子 …… 118

チーム医療を支える

Q44 どの診療科を受診すればいいか困る症状で悩んでいませんか？
総合内科 教授　舛形 尚 …… 120

Q45 肺と心臓の画像検査って、何があるの？
放射線診断科 病院助教　石村 茉莉子　病院助教　則兼 敬志　助教（学内講師）　室田 真希子 …… 122

Q46 今度、手術を受けます。術後の痛みが心配なのですが？
麻酔・ペインクリニック科 准教授　中條 浩介 …… 124

Q47 心臓が止まった！ 大学病院での治療とは？
救命救急センター 医員　濱谷 英幸 …… 126

Q48 ヘリコプターは、どんなときに威力を発揮しますか？
救命救急センター 教授　黒田 泰弘 …… 128

Q&Aでわかる香川大学医学部附属病院の最新治療
もくじ

- **Q49** 腫瘍センターって、どんなことをするの？
  腫瘍センター センター長（教授） 辻 晃仁 130
- **Q50** ICUは、どんな治療をするところ？
  集中治療部 副部長（講師） 浅賀 健彦 131
- **Q51** どんな最新臨床検査機器を備えていますか？
  検査部 部長（教授） 村尾 孝児　技師長　荒井 健 132
- **Q52** 臨床研究支援センターの役割は？
  臨床研究支援センター センター長（教授） 横井 英人 133
- **Q53** 病理診断科をご存知ですか？
  病理診断科・病理部 病院助教　香月 奈穂美 134
- **Q54** 看護部の特徴を教えて？
  看護部 部長　筒井 茂子 136
- **Q55** リハビリテーション部の役割とは？
  リハビリテーション部 部長　山本 哲司　院内副技師長　森田 伸 137
- **Q56** 薬との上手な付き合い方とは？
  薬剤部 部長（教授） 芳地 一　副部長　小坂 信二 138
- **Q57** 地域医療ネットワークって、何？
  医療情報部 部長（教授） 横井 英人 140
- **Q58** 地域連携室では、どんな相談ができますか？
  地域連携室 室長（教授） 舛形 尚 142
- **Q59** 臨床栄養部の役割（栄養管理）とは？
  臨床栄養部 部長（教授） 正木 勉　副部長（准教授） 井町 仁美　副部長（管理栄養士） 藤井 映子 144

病院案内　145

- 概要 146
- 組織図 147
- 受診申し込みから帰宅まで 148
- 患者紹介の流れ 149
- セカンドオピニオン外来のご案内 150
- セカンドオピニオン外来の流れ 151
- 検診・ドックの実施について 152
- 検診実施事項一覧 153
- 病院案内図 154
- 交通案内 155

索引（巻末）

＊所属名・役職は2015年12月現在のものです。

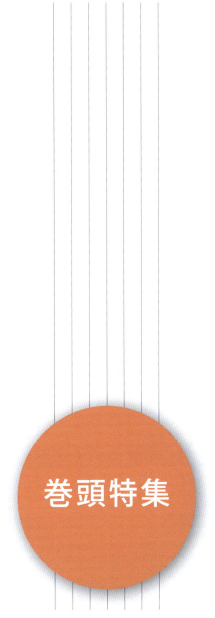

巻頭特集

香川大学医学部附属病院の先端医療

巻頭特集 1

香川大学医学部附属病院の先端医療
手術室

手術棟完成 多彩な最新機能・手術室数の増加

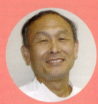

手術部 部長(准教授)
臼杵 尚志(うすき ひさし)

　大学病院の使命でもある最新手術や高難度手術への対応を可能にする手術棟が新たに完成しました。手術室は12室に増え、急性期医療の最先端となる新しいさまざまな機能を備えています。ここではその代表的な機能の幾つかを紹介します。

鏡視下手術・ロボット支援手術用手術室（写真1）

　鏡視下手術は体に負担の少ない手術として知られています。この手術を円滑に行うための、特化した部屋を4室設けました。その中の1室は、増加の一途にあるロボット支援手術が、余裕を持って行える広さと、独特の構造を有しています。

ハイブリッド手術室（写真2）

　心臓弁・大動脈疾患の血管内治療は、従来の手術と比較して体への負担が格段に小さいことから広がりを見せています。この治療を快適に行う機能と、手術室としての高い安全性を備えた部屋がハイブリッド手術室です。前述の疾患に対する手術に使用することを第一の目的としていますが、最新式の血管X線撮影装置と特殊な手術台の組み合わせは国内でも珍しく、さまざまな分野への応用が期待されます。

術中MRI（核磁気共鳴画像法）手術室（写真3）

　脳腫瘍（のうしゅよう）などの手術は、病変の正確な位置を確認しながら行わなければなりません。これに対応するためにMRI撮影装置を備えた手術室を完備しました。従来のナビゲーション装置と併用して、より緻密（ちみつ）な診断を行い、根治性が高く、しかも機能温存に優れた手術が行えます。

バイオクリーン手術室（BCR）（写真4）

　体内に人工材料を埋め込むような、特別な清浄度が必要

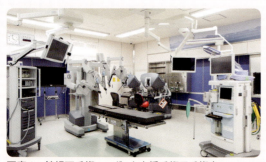

写真1　鏡視下手術・ロボット支援手術用手術室

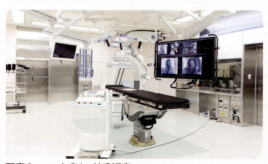

写真2　ハイブリッド手術室

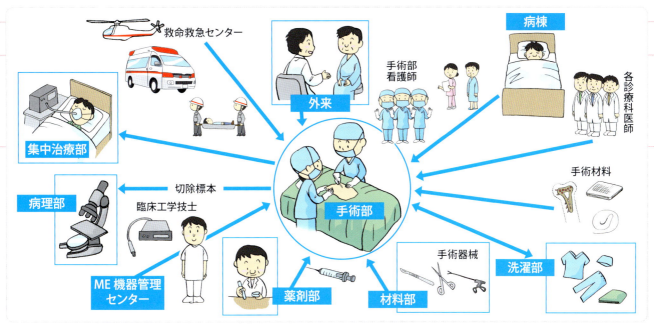

図　手術部は急性期医療のいわば心臓部です。多種類の、極めて多くの人、物が行き交い、これらが有機的、機能的に組み合わさって、その役割を果たしています

な手術に用いるのがバイオクリーンルーム（BCR・超高性能エアフィルタを天井部に備えた手術室）です。従来の1室から2室に増え、同時に臓器移植手術にも対応しやすい構造になっています。

陰陽圧可変手術室

大学病院の機能の1つとして、まれながら特殊な感染疾患を持つ患者さんの手術を行うことがあります。その際に用いるのがこの部屋です。この部屋の存在は、手術部全体の清浄度を保証することにもつながっています。

麻酔準備室・回復室

手術までのスムーズな流れと、手術直後の安全性向上の観点から麻酔準備室と回復室を整備しました。手術前後の移動が最小限となり、安全で快適な手術医療が行えます。

患者さんの快適性を求めて

手術を受ける患者さんにとって手術部内は緊張を強いられる場所です。緊張を極力和らげるように、全体を穏やかな色調でまとめました。また、手術中の快適温度が患者さんと執刀医では7℃以上異なることに配慮し、患者さんへ向かう空気温を高くし、執刀医用に向かう空気温と異なる温度とする空調機を整備しました。

最新機能を支える周辺設備

紹介した手術室としての高い機能、安全性、快適性を支えるのは、通常は目に触れにくい手術室周囲の構造や、機器の供給部門である材料部など他部門との関係です。全国、そして海外の多くの手術室を参考に、最新機能を整え、独自の工夫を加えて、快適性、安全性、高機能を併せ持つ手術環境を整えました。

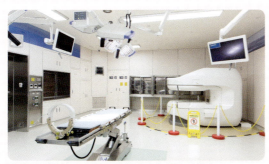

写真3　術中MRI（核磁気共鳴画像法）手術室

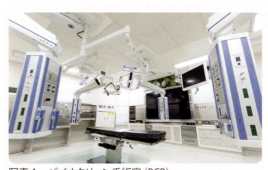

写真4　バイオクリーン手術室（BCR）

巻頭特集

2 香川大学医学部附属病院の先端医療
腎臓がん・前立腺がん・膀胱がん

手術革命、遂に訪れたロボット時代

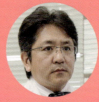
泌尿器・副腎・腎移植外科
科長（准教授）
すぎもと みきお
杉元 幹史

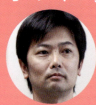
泌尿器・副腎・腎移植外科
助教
つねもり ひろゆき
常森 寛行

理想的な手術とは？

　理想的な手術とはどのようなものでしょうか？　病気をきちんと治すことです。その上でなるべく元の機能を温存できること。例えば前立腺の手術であれば尿失禁が少ないこと。さらに勃起機能が保たれるというようなことも、生活の質を維持するという点から非常に重要です。さらに傷跡が目立たず、手術後の痛みも少なく、社会復帰が早くできる。そのような手術が患者さんや私たち医療者が望む理想の手術だと考えます。

　それらを全て高いレベルで実現できるのが、ロボット手術です。私たちは2013（平成25）年からダ・ヴィンチサージカルシステム®を使ったロボット手術の経験を重ねています（図1）。

ロボット手術って、何？

　ロボット手術については頻繁にテレビや雑誌などで取り上げられており、皆さんも関心があるものと思います。これはロボットアームという器械の腕を駆使して腹腔鏡手術を行うものです。ロボット手術と呼ばれてはいますが、ロボットが自動的に手術を行うのではありません。あくまで人間がロボットアームを操作して手術を行うものです。つまり、術者の動きはロボットアームを通して、狭い体内で精密に再現されるのです。正しくは「ロボット支援手術」と言います（図2）。

ロボット手術のいい点は？

　ロボット手術の利点は緻密な手術ができることです。明るく拡大された高解像度の3次元立体画像の下で手術をすることで、これまで決して見えなかった世界が広がります。大げさではなく、膜の1枚1枚、神経線維の1本1本がはっきりと見えます。これは私たちにとっても大変な驚きでした。術者の手の動きを忠実に再現できるため、患者さんの体の中での細かな剥離操作や縫合操作が意のままにできます。
　一般的に前立腺がん手術では術中の出血と術後の尿失禁、勃起不全が大きな問題です。出血に関しては、炭酸ガスを腹腔内に注入しながら手術を行うことで、開腹手術に比べて圧倒的に少ない出血量で行うことができます。尿失禁と勃起不全についても、尿を止める

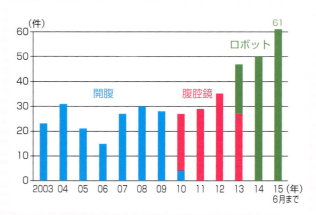

図1　香川大学における前立腺全摘の年代別手術法の変遷

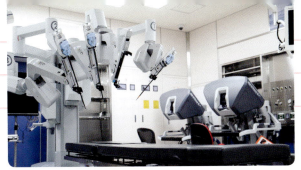

写真1　ロボット手術室

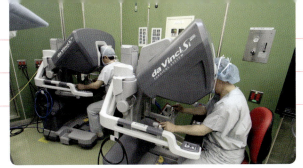

写真2　コンソール操作中

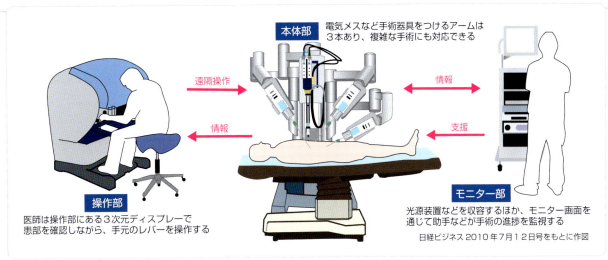

図2　ロボット手術の実際

筋肉や勃起を司る神経がよく見えることで、それらを最大限に温存することが可能です（図3）。

どんな手術ができるの？

現在、国内で保険適用になっているロボット手術は、残念ながら前立腺がん手術だけです。欧米では他の領域でもロボット手術が盛んに行われています。当院泌尿器科は症例を選んで、腎臓がんに対する腎部分切除術と膀胱がんに対する膀胱全摘除術をロボットで行っています。いずれの手術もロボットの利点を最大限に活用することができる術式で、非常に良好な結果を得ています。

また外科領域では、国内でも直腸がんや胃がん、肺がんに対するロボット手術が徐々に行われるようになってきています。当院の消化器外科でもロボット支援下直腸がん手術が行われています。そのほか、婦人科や耳鼻科領域などでも、その有用性は認められています。ロボット手術の恩恵を多くの人が受けられるように、1日でも早い保険認可が望まれます。

最後に

これからは必ず「ロボット時代」が来ます。いや、既にその時がやって来ています。ロボット手術とはいえ、手術を行うのは人間です。そのため、私たちは皆さんに少しでもいい医療を提供できるよう、日々たゆまぬ鍛錬を欠かしません。これからの私たち「チーム ダ・ヴィンチ」の活躍にますますご期待ください。

	ロボット支援手術	開腹手術
長所	体への負担が少ない 出血量が少ない 拡大視野 創が小さい より緻密な手術ができる	特殊な機器が不要 多くの病院で実施できる
短所	高価な機器が必要 触覚がない 専門の研修が必要 実施できる施設が限られる	視野が悪い 出血量が多い

図3　ロボット手術のメリット・開腹手術との比較

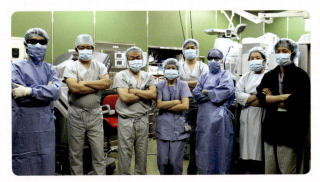

写真3　チーム ダ・ヴィンチ

巻頭特集

3 香川大学医学部附属病院の先端医療
大腸がん

ロボット手術など最新治療で好成績

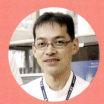

消化器外科 助教
あかもと しんたろう
赤本 伸太郎

県内初のロボット手術（直腸がん）

ロボット手術は、自動車の組み立てのように、ロボットが自動で手術をしてくれるわけではありません。手術医が患者さんから離れたところにある操作台（ペイシェントカート）で患者さんにドッキングされたロボットを操り、腹腔鏡で手術を行います。医師が直接鉗子で手術を行う従来の腹腔鏡手術に比べて、どこがいいの？という声がよく聞かれますが、3つの利点があります。

鉗子の先端に関節があり、360度回転できます（従来の腹腔鏡用鉗子には関節がありません）。開腹手術の器具にも、器具自体に関節があって曲がるわけではありません。よって、開腹手術以上に自由に手術の道具を動かすことができます。次にハイビジョン3D（立体）画像で、拡大した画像（最大10倍）で繊細な手術ができます。通常の腹腔鏡手術では2D（平面）画像です。開腹手術でもドラマで見るようなレンズ付きメガネ（拡大鏡）を付けたらいいのでは？と思われる

でしょう。でも、開腹手術で使用する拡大鏡はせいぜい2.5倍程度の拡大効果しかありません。最近のハイビジョン手術では、肉眼の手術よりはるかに細かい構造を観察しながら繊細な手術を行っているのです。しかも3Dで奥行きがあります。さらに、手ぶれ防止機能が備わっています。

以上3つの利点によって、非常に繊細な手術を拡大した立体画像で行えるのが特徴です（ロボット手術については巻頭特集「腎臓がん・前立腺がん・膀胱がん」P12参照）。「写真1」は、術者がロボットで練習を始めた日にボールペンの芯で書いた文字ですが、大きさは約5mmしかありません。腹腔鏡では同じ大きさの文字を書くことなど不可能で、それほどの精密さが簡単に得られる器械です。直腸がん手術では骨盤内の細かい神経の損傷により、排尿障害や性機能障害をきたすことがありますが、より精密な手術をロボットで行うことにより、機能障害を有意に減らすことが医学的に証明されています。また、出血量や開腹移行率も減少するとされています。

当院消化器外科では、県内初となる直腸がんについてロボット手術を導入しています。現在4例に行っており、出血量は4例を合計してもわずか14g（1回の

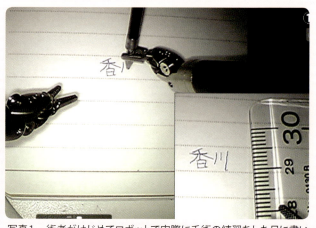

写真1　術者がはじめてロボットで実際に手術の練習をした日に書いた文字

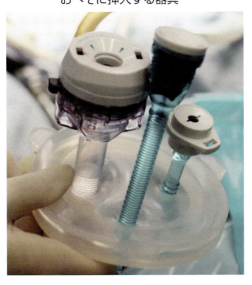

図1　単孔式手術に使用する器具と使用法

術前採血程度）しかありません。合併症もなく、手術から退院までの日数は平均で7.5日です。

体にやさしい単孔式腹腔鏡手術（右側結腸がん）

右側の結腸がんは、左側よりも技術的に簡単なことが多く、より創の数を減らした治療ができると考えました。おへそを約3cm切開するだけで手術が終わる、単孔式（たんこうしき）手術を導入しています。従来の腹腔鏡手術ではおへそにはカメラを入れるだけで、5か所に創をつくっていました。そして、最後におへそを3cm程度切開してがんを摘出していました。単孔式手術では、「図1」のようにおへそを3cm切開し、そこに器具を入れて、従来の手術と同じ範囲を、より少ない創で取ってきます（写真2）。おへその創だけの術式の方が、術後の痛みが減り、創の満足度も高いとされています。

最新治療を提供できる力で成績アップ

大腸がんの手術はどこで受けても同じでしょうか？　答えはNOです。特に直腸がんの治療成績には、手術の技術や治療方針が非常に影響すると考えられています。

当科では2008（平成20）年に下部消化管専属スタッフを配置し、定型化（誰がやってもこの方法でやるという統一）した手術方法と治療方針で手術した結果、直腸がんの治療成績（stage II～IIIa）に大きな改善を認めました（図2）。抗がん剤の使用にかかわらず、再発に影響した因子は、2008年以後の手術ということだけでした。最新治療を提供できる手術の力が、大腸がんの治療成績を押し上げています。

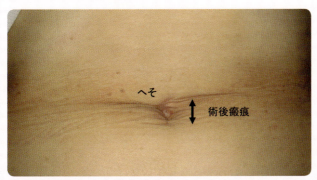

写真2　単孔式手術の術後創部（おへその創は目立たなくなります）

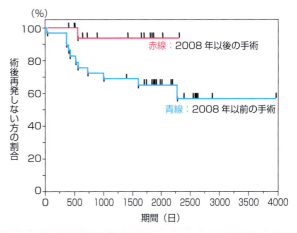

図2　下部進行直腸がん（術前診断stage II～IIIaの治療成績の変遷）

巻頭特集

4 香川大学医学部附属病院の先端医療
肺がん

創が小さく、回復も早いカメラ（内視鏡）手術

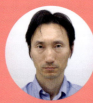

呼吸器外科 講師
呉 哲彦
ご てつひこ

カメラ（内視鏡）の手術って、何？

　胸の中（胸腔内）に挿入された直径1cmのカメラ（胸腔鏡または内視鏡）からモニターに映し出される手術映像だけを頼りに、執刀医は3cmほどの創（きず）から器具を入れて、助手は1～2cmの創から出し入れする器具で補助し手術を行います。そして手術前から3D-CTによる肺の血管のイメージを入念に覚えこみ、そのイメージに合わせて手術を進めていきます。

　これが内視鏡による肺がん手術で、一般にはVideo Assisted Thoracoscopic Surgery（VATS）と呼ばれています（写真1、2）。世界で最初にVATSによる肺がん手術が行われたのは1992（平成4）年で、報告からまだ20年強しか経っていないのです。この間、内視鏡や専用器具の開発が進歩し、今やVATSはある程度の肺がんに対して標準的な手術と見なされるようになっています。

　従来の胸を切り開く手術（開胸手術と言い、創の大きさは15～20cm）と最も大きく異なるのは、創が小さいことと（図）、術後の回復が早いことです。通常、手術して1週間から10日で退院が可能です。

より高度な技術の導入と確立

　内視鏡によるVATS手術は高解像内視鏡の恩恵を受けているとはいえ、手指からの感覚がなく全操作をモニター画面を見て行う手術なので、高度な技術を必要とするため限界もあります。小さな創から直接胸の中をのぞいて手術する内視鏡補助の手術もありますが、当科ではこの方法をやめて、2010年からモニターだけを見て手術を行う、より難度の高いVATS手術を導入しています。現在はVATSの手術セミナーで講師を務める医師が中心となり、その他の呼吸器外科専門医と共にチームを組み、安全を心掛けて手術を行っています。これまでに400件以上の手術を行っており、その数は年々増え、四国圏内ではトップクラスの成績です。

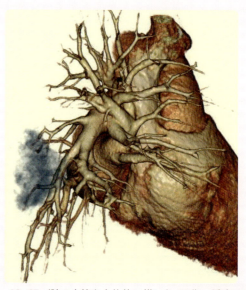

写真2　3D-CT／肺の血管を立体的に描いたCT像。腫瘍は青く映し出されています

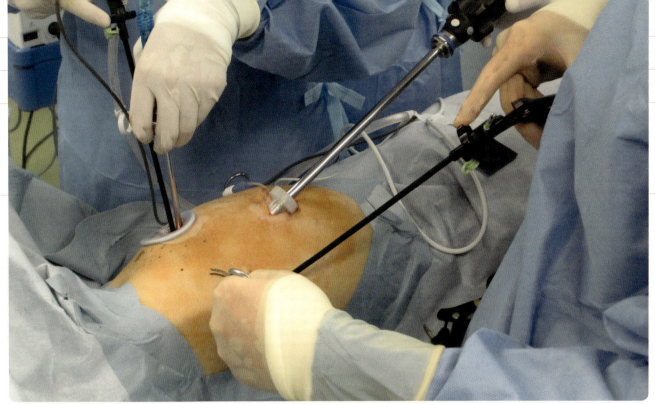

写真1 手術風景。3人の外科医が内視鏡とVATS器具を使って前方のモニターを見ながら手術をしています

世界初の試み
　　──蛍光内視鏡による肺区域切除

　さまざまな肺がんに対して開胸手術や複雑手術、VATS手術があるように、腫瘍の取り方、取る量にも変化が出てきています。CT検査で早期、または勢いがあまり強くない肺がんが見つかるようになってきています。このような肺がんに対してがんの入っている袋（肺葉）を全摘するのではなく、さらに小さな区域を取る区域切除が注目されています。肺の区域には境目がないので、区域と区域の境界を見極めることが大切になります。VATS手術では、特にこの境目を見極めることが難しい場合がありますが、当科ではICG（インドシアニングリーン）という通常肝臓の検査に用いる色素と、特殊な蛍光胸腔鏡（内視鏡）を用いて、肺区域の境目を映し出す方法を開発し実際の手術に応用しています。これは国内はもちろん、世界初の試みで、最先端の医療といえます（写真3）。これによって必要以上に肺を取る必要がなくなり、患者さんの負担軽減に役立っています。

最後に

1. 当科ではモニターを見ながら施行する内視鏡（胸腔鏡）の手術を行っています。
2. 内視鏡の手術の利点は創が小さく、術後の回復が早いことです。
3. 肺の袋（肺葉）を全て取る手術だけでなく、適応すればより小さな区域の切除も新しい蛍光内視鏡を用いて行っています。

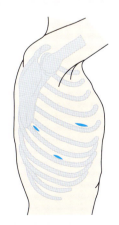

図　内視鏡手術での創を青く示しています

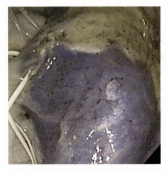

写真3　蛍光内視鏡区域切除／ICGと蛍光内視鏡で残る肺は青く、取る肺は灰色に映し出されます

巻頭特集

5 香川大学医学部附属病院の先端医療
高度進行肝細胞がん

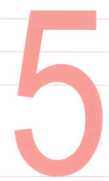

高度進行肝細胞
がんに対する
集学的治療で高い成績

消化器内科 助教（学内講師）
谷 丈二
たに じょうじ

高度進行肝細胞がんとは？

　明確な決まりはないが①腫瘍の最大径が10cm超の巨大肝がん②肝内多発症例③遠隔転移を伴う症例④脈管浸潤を伴う症例を進行肝がんと言います。高度進行肝細胞がんは、これらの進行肝がんが組み合わさった病態を指します。肝がんがどのくらい大きく、どのくらいの範囲まで広がっているかを評価するのが進行度分類（＝ステージ分類）で、大きさ、個数、血管浸潤の有無、リンパ節や他臓器への転移の有無などを確認し、ステージⅠ、Ⅱ、Ⅲ、ⅣA、ⅣBの5段階に分類します（図1）。Ⅰが早期、ⅡからⅣAへと進行し、ⅣBは遠隔転移を認める末期症状と考えられます。

　しかし肝がんはもともと慢性肝炎や肝硬変を合併していることが多く、がんの進行度とは別に、肝機能（肝臓の体力）の評価が重要です。肝機能の評価には「Child-Pugh 分類や肝障害度」という肝臓の体力を評価する指標があり、AからCと3段階あり、腹水・黄疸・肝機能検査データによって規定されます（図2）。肝硬変が重症の場合は治療法も制限され、予後（その後の生存）もあまり期待できない場合もあります。この場合はがんの治療より肝硬変治療を優先します。

進行肝がんは予後が短い？

　肝硬変と肝細胞がんの両方の進行度が予後に関係します。国内では肝細胞がんの進行度と肝硬変の進行度の両方を足し合わせたJISスコアが広く用いられており、JISスコアごとに予後の異なることが分かっています（図3）。

　進行肝がんの方は、進行度Ⅳ期の方が多く、また肝硬変の方が多いためChild-Pugh分類Bの方が多く、「図3」のJISスコアに当てはめると進行度Ⅳ期で3点かつChild-Pugh分類Bで1点となり、3点＋1点で4点以上になる場合が多いのです。JISスコアが4点以上だと無治療の場合は予後2〜3か月と短いのが現状で、治療をしてもJISスコア4点の場合、予後は9か月前後、5点の場合は3か月と非常に成績が悪いのが現状です。

　特に深刻な問題として、肝臓に栄養を供給する門脈や肝臓で作られた大切な成分を送り出す静脈に肝がんが浸潤した場合は、一般的に推奨されている治療を行っても6か月前後の予後しかないと報告されており、この高度進行肝がんをどのように治療していくかが大きな課題となっています。

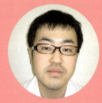

Child-Pugh分類も、肝機能の程度を表す指標として用いられる。
各項目のポイントを加算し、その合計点でABCの3段階に分類する

ポイント 項目	1点	2点	3点
脳症	ない	軽度	ときどき
腹水	ない	少量	中等度
血清ビリルビン値（mg/dl）	2.0未満	2.0〜3.0	3.0超
血清アルブミン値（g/dl）	3.5超	2.8〜3.5	2.8未満
プロトロンビン活性値（％）	70超	40〜70	40未満

A	5〜6点
B	7〜9点
C	10〜15点

日本肝癌研究会編「原発性肝癌取扱い規約（第5版補訂版）」（金原出版）をもとに作図

図2　Child-Pugh分類／血液検査や病状で点数化します。Cの場合、肝がんに対する治療の適応がなくなります

肝がんの進行度は、がんの数、大きさ、脈管に侵襲があるのか、の3項目および転移の有無から5つの病期（ステージ）に分類される

項目（T因子）	T1	T2	T3	T4
①腫瘍が単発（1つ）である	①②③すべて合致	2項目が合致	1項目が合致	すべて合致せず
②腫瘍の大きさは2cm以下である				
③脈管侵襲がない				

リンパ節転移・遠隔転移を認めない	Ⅰ期	Ⅱ期	Ⅲ期	Ⅳ期
リンパ節転移はあるが遠隔転移はない	ⅣA期			
遠隔転移がある	ⅣB期			

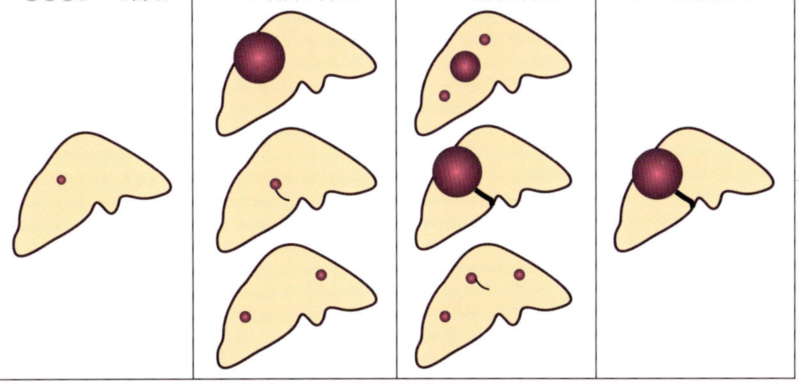

日本肝癌研究会編「原発性肝癌取扱い規約（第5版補訂版）」（金原出版）をもとに作図

図1　肝がんの進行度／腫瘍の大きさ、個数、脈管への浸潤、肝外転移にて評価します

当院の高度進行肝細胞がんの治療

　進行肝がんの場合、肝動脈塞栓術、リザーバー動注化学療法、放射線治療、分子標的治療をそれぞれ単独で行います。高度進行肝がんの場合は、これらの治療を組み合わせたり、化学療法の内容を変更したりする工夫が必要となります。進行肝がんになると、総合的な観点で積極的な治療が求められるため限られた施設になってきます。特に血管に浸潤を伴った高度進行肝がんはいかなる治療を行っても、全国的にも生存期間は7〜9か月です。

　当院は、血管浸潤部だけに放射線と肝内のがんにリザーバー動注化学療法といって、いつでも簡便に肝がんに抗がん剤を注入できるシステムを体内に留置した上で、定期的に新しい組み合わせの抗がん剤を注入します。この方法で16か月以上の生存期間を獲得し、全国の主要施設と比較しても高い治療効果を挙げています（図4）。中には、腫瘍が小さくなり、肝切除で根治したケースや内科的治療だけで肝がんが完治したケースもあります。

最後に

　高度進行肝細胞がんの治療は、各施設の治療方針に委ねられているのが現状です。1つの意見だけではなく、多くの意見を参考に患者さんにあった治療方法を選択することが必要だと考えます。

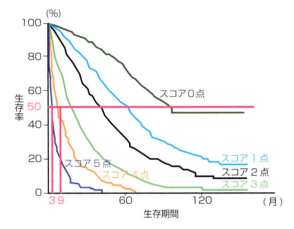

JIS スコア	ポイント			
	0点	1点	2点	3点
Child-Pugh 分類（肝機能）	A	B	C	
ステージ分類（進行度）	Ⅰ	Ⅱ	Ⅲ	Ⅳ

肝機能と進行度を合計して点数化します。
スコア4点で9か月、スコア5点で3か月の予後となります

図3　JIS スコア点数表

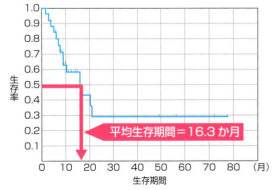

全国の主要施設での治療後平均生存期間が6〜7か月なのに対し、当科での治療後平均生存期間は約16か月と著明に延長しています

図4　当科での血管に浸潤を伴ったがんに対する治療成績

巻頭特集

6 香川大学医学部附属病院の先端医療
前立腺がん・頭頸部がん

最先端技術 強度変調放射線治療でがんを治す

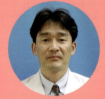

放射線治療科 教授
しば た とおる
柴田 徹

日本人の死亡の最大の原因はがんであり、その治療の充実が急がれています。放射線治療は手術、抗がん剤と並ぶ重要な選択肢の1つですが、近年のコンピューター技術の発達や高性能な直線加速器の開発によって高精度な治療が可能となっています。

当院は香川県のがん診療連携拠点の中核機能を担いますが、かつては、放射線治療を専門とする人材が不足し、また機器更新が滞るなど、不十分な体制と言わざるを得ませんでした。この状況を打破するため、放射線治療部門を新設し、2012（平成24）年に高精度治療を専門とする私が招かれました。その後、2014年度には高精度放射線治療システムを導入し、新たな治療施設として再スタートを切りました。2014年10月からは厚生支局の認可を得て、待望の強度変調放射線治療（IMRT）が可能となり、稼働開始から現在までの1年余りに頭頸部がんは約30症例、前立腺がんは約50症例のIMRTを実施しています。院内のみならず関係医療機関からのお問い合わせも急増しており、次年度以降は年間100例前後の稼働を見込んでいます。

強度変調放射線治療（IMRT）とは？

そもそも、なぜ放射線でがんが死滅するのでしょう？　放射線が細胞のDNAを切断する能力を持つからです。放射線の量（線量）に応じて治療効果も高くなりますが、一方で正常組織の線量が高いと有害反応を起こします。つまり、治療が威力を発揮するには、腫瘍への正確な高線量照射に加えて、正常組織の線量を最小限に留めることが大切となります。しかし、頭頸部や骨盤部腫瘍の場合、近くに複数の正常臓器が存在するため、従来型の治療技術ではその実現は困難でした。

この限界を解決できるのがIMRTです。「図」に示す通り、最先端の治療装置とコンピューター技術を駆使して、多方向から強度を自在に変えた照射を行うことで、正常組織を避けつつ腫瘍形状に合わせた照射が可能となります。高率にがんの治癒が得られ、同時に副作用の極めて少ない画期的な治療として期待が高まっています。

頭頸部がんに対するIMRT

咽頭や喉頭など耳鼻咽喉領域のがんを総称して頭頸部がんと言います。発声や嚥下などの機能温存を図るため、以前から放射線治療が行われてきました。しかし、従来型の照射法では、照射範囲に含まれる正常組織への照射が避けられず、特に耳下腺の機能障害（口渇、唾液分泌低下）は大きな問題でした。IMRTでは、腫瘍には根治に必要な線量を照射しながら、耳下腺の線量を低くして、その機能を温存できます。加えて、脳や脊髄、視神経、内耳といった重要な臓器を

強度変調放射線治療(IMRT)の原理

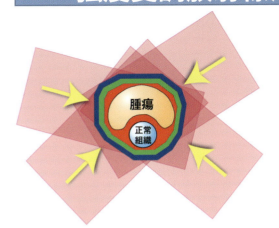

従来の放射線治療
腫瘍にも正常組織にも同じ量の放射線が照射されてしまう

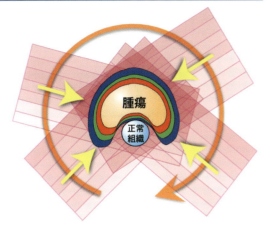

強度変調放射線治療(IMRT)
腫瘍形状に合わせた線量の集中と正常組織を避けた照射が可能

根治性の向上＝合併症の低下

図　IMRTでは従来、困難であった副作用の低下と治療効果の飛躍的向上を達成します

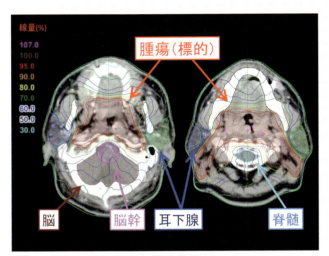

写真1　中咽頭がんに対するIMRTの線量分布
正常組織（耳下腺・脳・脳幹・脊髄・口腔など）を避けながら、腫瘍部分やリンパ節領域の輪郭に沿った高線量照射を行います

また、前立腺は膀胱や直腸の体積変化（ガスや便、尿量）によって動くことがあり、正確な放射線照射に対する妨げとなります。そこで当院では、あらかじめ前立腺内に金マーカーを留置し、治療前にX線やCTなどを取得（イメージング）して標的位置のズレを補正する画像誘導放射線治療（IGRT）を行います。これにより、標的を確実に捉えた再現性の高い治療を行うことが可能となります。

現在、IMRTの保険適用には「限局性固形悪性腫瘍」が条件となっており、遠隔転移のない症例に限定されています。前述の通り、頭頸部や前立腺などがよい対象ですが、現在、より多くの疾患に対して高精度治療技術を応用できるよう研究開発を進めています。

避けることも容易であり、安全性の高い治療を行えます（写真1）。

前立腺がんに対するIMRT

前立腺がんの場合、近くにある直腸や膀胱、尿道、小腸などの正常臓器にも放射線が照射されるため、頻尿や排尿困難、排便時の違和感などが起きやすく、さらに治療終了後の後遺症としても直腸粘膜の出血や排尿障害を起こす可能性がありました。IMRTを用いることで、腫瘍に高線量を集中しながら、同時に正常臓器への線量を低減できるため、結果として治癒率の向上と副作用の低下が同時に達成できます（写真2）。

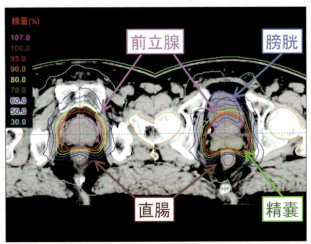

写真2　前立腺がんに対するIMRTの線量分布
正常組織（直腸や膀胱など）への照射を避けながら前立腺と精囊を含む標的に対して高線量照射を行います

巻頭特集

香川大学医学部附属病院の先端医療
各種がん

がん免疫療法が飛躍的に進歩

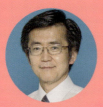

血液内科 教授
門脇 則光
かどわき のりみつ

新たながん治療が求められている

　がん治療は目覚しい進歩を遂げています。手術、放射線療法、化学療法（抗がん剤の治療）、さらに、がん細胞の特定分子に働いてがんを死滅させる分子標的療法を組み合わせる治療法などで飛躍的な成果を挙げています。

　とはいえ、日本人の死因は依然としてがんがトップで、しかも高齢化に伴ってがん患者さんは増え続けています。こうした現状を踏まえ、さらなる新しい治療法が求められているのです。

「免疫」とは何か？

　「免疫力を高めてがんを防ぐ」。この言葉を耳にしたことがあるかと思います。いったい免疫の力はがんに対して、どれくらい効果があるのでしょうか。

　「免疫」とは、本来ばい菌などの微生物から体を守る仕組みです。微生物は私たちの体の細胞と「つくり」が大きく異なり、免疫の細胞は微生物を「自分と違う！」と気付きやすい、つまり微生物に対しては免疫が働きやすいのです。

　これに対し、がん細胞は正常の細胞が少し変化しただけなので、免疫の細胞はがんを「自分と違う！」ことになかなか気付きません。つまり、がんには免疫が働きにくいのです。これを人為的に働くようにしようというのが、がんの免疫療法です。

　免疫療法については、いろいろなことが試みられてきましたが、起こる免疫反応は弱く、がんは小さくなりません。このようなことが続き、「がん免疫療法は効果がない」という評価になってしまいました。

ベールを脱いだ免疫の力

　ところが、ここ数年で状況は一変しました。その最大要因は「がん細胞が免疫の働きを積極的に抑える」ことがはっきりしたことです。とりわけ、がんを攻撃するTリンパ球に出ているPD-1という分子を介して、がん細胞がTリンパ球の働きを弱めます。ニボルマブという薬は、このPD-1をじゃましてTリンパ球が弱るのを防ぎます（図1、2）。この薬は悪性黒色腫という皮膚がんに使われ、今後はほかのがんにも使用されるようになります。

　もう1つ有効な方法として、Tリンパ球を患者さんの血液から取り出し、がん細胞を集中的に攻撃するように細工をしてから患者さんに戻す「Tリンパ球療法」が開発されました（図3）。この治療は、ある種の手ごわい白血病の9割に劇的に効くことが分かり、世界的な試験が進められています。

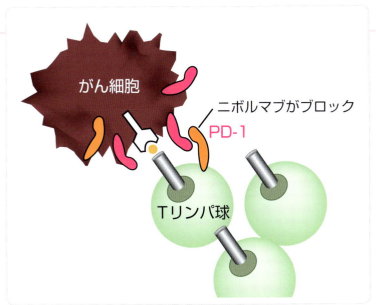

図1　がんはPD-1を介してTリンパ球の働きを抑え、ニボルマブはこれをブロックします

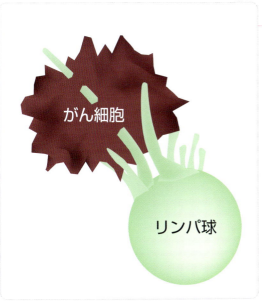

図2　リンパ球が、がん細胞を攻撃します

新たながん治療の幕開け

　このように、がんによる免疫抑制を除く（つまりブレーキを外す）方法と、がんを狙い撃ちする（つまりアクセルを踏む）方法が効果を示し、がん免疫療法が脚光を浴びています。今後は、この両者を併用する（つまりブレーキを外してアクセルを踏む）方法が試されるでしょう。

　ただ、免疫療法が全てのがん患者さんに一様に効くわけではありません。今後は、効きにくい人にも効くようにする工夫が重要になってきます。また、ほかの治療法と免疫療法をうまく組み合わせる「複合的がん治療」が模索されています（図4）。

　このようにあらゆる治療手段を駆使して、これまで効果的な治療法がなかったがん患者さんにも手を差しのべられる時代が、免疫療法の進歩によってぐっと近づいてきました。これからもがん免疫療法の発展に大いに期待してください。

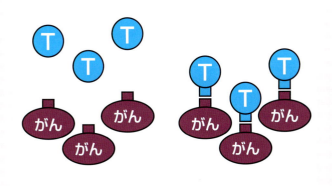

図3　細工をしたTリンパ球が、がんを集中的に攻撃します

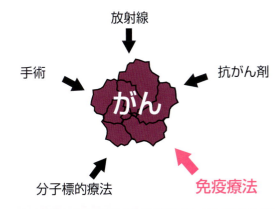

図4　免疫療法を含めた複数の治療を組み合わせた「複合的がん治療」が期待されています

巻頭特集

8 香川大学医学部附属病院の先端医療
がん診断

PET/CTを使った正確な診断

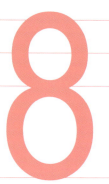

放射線診断科 教授
にしやま よしひろ
西山 佳宏

PET/CTとは?

　PET（ポジトロン断層撮影法）とは、ポジトロン（陽電子）という放射線を出す薬剤を体に投与して、体から出る放射線をPET装置で検出し、薬剤の体内での分布を画像化する検査法で、機能の異常を調べます。一方、CT（X線断層撮影法）は、体の外からX線を体に当て、通り抜けたX線を解析して画像化する検査法で、形の異常を調べます。
　PET/CT装置はPETとCTを連結した装置で、薬剤投与後にPET検査とCT検査を続けて行います。

　PETで機能を、CTで形を見て、両者を組み合わせた情報で病気の診断をより正確に行います（写真1）。当院では2002（平成14）年に中国・四国地方で最も早くPET検査を開始し、2010年にPET単独装置からPET/CT装置へと新しくなりました。

ブドウ糖によるがんの診断

　ヒトが生きていくためにはエネルギーとしてブドウ糖が必要です。がん細胞は大きくなるために正常の細胞より多くのブドウ糖を必要とします。そこで、ブドウ糖に少しの放射線をつけた薬剤（FDG）を注射すると、がん細胞にFDGが多く集まり、そこから出る放射線をPET装置で検出して画像を作ります。
　得られた画像からは①病気が悪いものかどうか②転移があるのか、あるとすれば体の中でどこまで広がっているのか③治療が効いているのか（写真2）④病気を治療した後で再発がないのかを調べることができます。また、予想外の病気が見つかる場合もあります。
　早期胃がんを除く悪性腫瘍の診断、転移や再発の診断に、健康保険でPET/CT検査が受けられるようになっています。ただし、PET/CT検査で全てのがんが分かるわけではありません。がんのできる場所や大

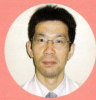

写真1　PET/CT装置でPETとCTを連続撮影し、融合画像でより正確に診断を行います

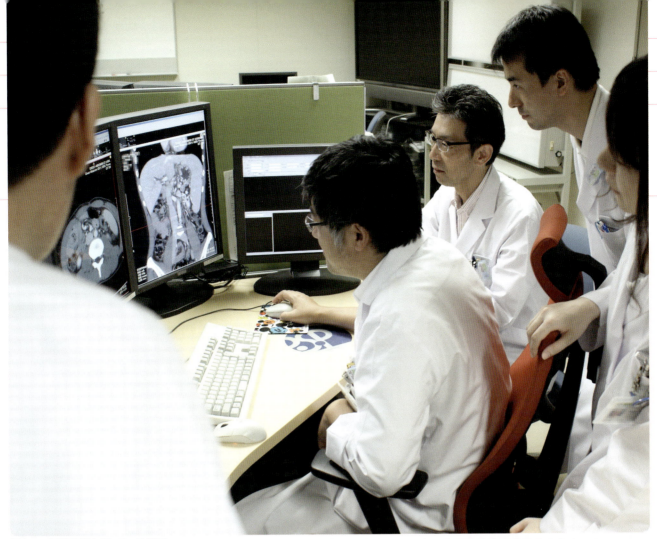

写真4　画像診断を行っている様子

きさ、がんの性格によって見えないものもあります。詳細は担当医にお尋ねください。

アミノ酸によるがんの診断

　脳が正常に働くためには多くのブドウ糖が必要です。そのため正常の脳には悪いものがなくてもブドウ糖が多く集まるので、病気を見つけにくくなります。がん細胞はブドウ糖と同じようにアミノ酸（タンパク質の成分）も必要とします。そこでアミノ酸に少しの放射線をつけた薬剤（メチオニン）を注射すると、がん細胞にメチオニンが多く集まり、そこから出る放射線をPET装置で検出して画像を作ります（写真3）。得られた画像からは①脳の病気が悪いものかどうか②治療が効いているのか③病気を治療した後に再発がないのかを調べることができます。

　中国・四国地方ではメチオニンPET検査ができる施設はまだ少ないのですが、当院は2004年からこの検査を行っています（写真4）。ただ、健康保険の適用は認められません。詳細は担当医にお尋ねください。

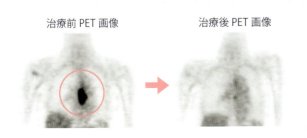

写真2　食道がんにFDGが集まっていましたが、抗がん剤／放射線治療で、なくなっています

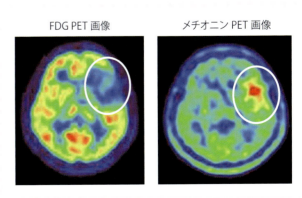

写真3　白のだ円で囲んでいる部分に脳腫瘍があり、FDG PETよりもメチオニンPETの方が分かりやすい

巻頭特集

9 香川大学医学部附属病院の先端医療
脳腫瘍

最先端の脳腫瘍手術の実際

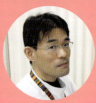

脳神経外科 講師
みやけ けいすけ
三宅 啓介

脳腫瘍とは？

日本人の一番多い死因はがんです。その中で最も致死率が高いのは、脳のがん「脳腫瘍」です。脳腫瘍は、年間人口10万人当たり約14人が発生し、香川県でも毎年約100人の患者がいます。男女ほぼ同じ割合で発生し、50歳を過ぎて年齢が高くなるにつれて発生率は高くなります。一方、14歳以下の子どもでも腫瘍ができてしまいます。つまり性別、年齢に関係なく、誰にでもできる病気です（図）。

脳腫瘍とは、脳や脳をとりまく組織にできる腫瘍の総称で、実際には100種類以上の腫瘍があります。主な脳腫瘍には、グリオーマと髄膜腫があり、それぞれ発生率は4分の1程度を占めます。グリオーマは周囲の正常な神経細胞に浸潤するため、正常な神経細胞を温存し、腫瘍だけ摘出するのは大変困難な腫瘍です。一方、髄膜腫は、風船が膨らむように増える腫瘍で、脳の表面を圧迫しますが、正常な脳組織に注意すれば、取り除くことが可能な腫瘍です。

腫瘍の位置を導くナビゲーション手術（写真1〜3）

脳表に近く、境界もはっきりした髄膜腫のような腫瘍であれば、腫瘍を見失うことはありません。しかし、グリオーマのように脳深部に存在し、境界もはっきりしない腫瘍であれば、腫瘍を見失ってしまいます。

脳腫瘍から迷子にならないために、私たちは、ニューロナビゲーションシステムを用いて腫瘍の位置を把握し、たとえ脳深部に腫瘍があっても、脳表から正確に目的の腫瘍まで到達し、腫瘍摘出を行います。

覚醒下手術で言語機能温存（写真4）

脳腫瘍の症状は、脳腫瘍の種類や脳内にできた場所によってさまざまです。例えば前頭葉の言語野に脳腫瘍ができると、話をしたり、理解したりすることがで

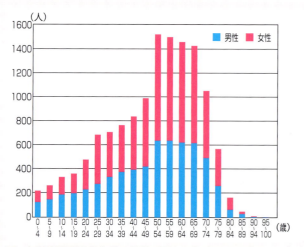

図　年齢別脳腫瘍発生数の推移／国内における2000年〜04年までの年齢別脳腫瘍発生数の推移を示したものです。性差はありませんが、50歳を過ぎると、年齢が高くなるにつれて発生数が多くなっています

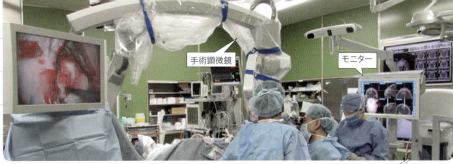

写真2　実際のニューロナビゲーションシステムと連携した顕微鏡手術を行っています

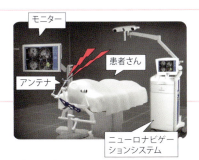

写真1　ニューロナビゲーションシステム／ニューロナビゲーションシステムとは、車についているナビゲーションと同じように、手術で見ている部位が、画像上、どの位置であるのか教えてくれるシステムです。まず、手術前や手術中に行った頭部MRI検査（CTおよびPET検査も可）をシステムのコンピューターに取り込み、画像を解析します。そして、手術に使用するプローベ（指示棒）および顕微鏡と赤外線センサーからの赤外線によってシステム上で連携させ、実際のプローベの位置や顕微鏡の焦点が画像のどの位置を指しているのか判断することができます

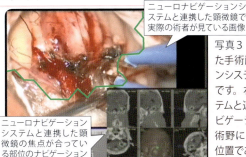

写真3　ニューロナビゲーションシステムと連携した手術画像／左上の画像は、ニューロナビゲーションシステムと連携した顕微鏡で術者が見ている画像です。右下の画像は、ニューロナビゲーションシステムと連携した顕微鏡の焦点が合っている部位のナビゲーションシステムのモニター画面です。顕微鏡術野に見える緑線が、MRI画像で腫瘍と判断した位置であり、腫瘍と正常小脳半球との境界を剥離している部位がMRI画像で、どの位置であるのか把握することができます

写真4　覚醒下手術で、腫瘍内の言語領域を検査している写真です。左上は、実際の顕微鏡で見ている術野で、緑線は腫瘍の境界です。右上は、ニューロナビゲーションの画像です。右下は、実際の患者さんの写真で、復唱の検査を行っているところです。左下は復唱の質問内容です。左上の写真で、実際の脳表に刺激を行うと「ラジオ、あくび、しかく」を復唱することができなくなり、この部位が言語に関連した部位であるということが分かります

きなくなります。では、言語野に腫瘍ができれば手術はできないのでしょうか？

そのようなことはありません。全摘出はできないかもしれませんが、私たちは、覚醒下手術にて言語機能の領域を把握し、できるだけ多くの腫瘍を摘出できる手術を行っています。

覚醒下手術とは、手術中に患者さんの意識を覚醒させ、摘出する部位に電気刺激を行いながら発話停止の有無によって言語領域を把握し、摘出範囲を決定する手術です。つまり、大切な脳機能は温存し、摘出可能な腫瘍部位をできるだけ多く取り除くことで手術後の生活に支障をきたさないように心掛けた手術です。

術中MRIを用いた画像誘導手術（写真6）

手術中には、腫瘍摘出に伴い周囲の神経線維の走行が移動したり、髄液が流出することで腫瘍の位置が変化したりします。このように刻々と変化する情報に対してどうしたらよいのでしょうか？　その答えは、手術前に行った検査をもう一度手術中に行うことです。つまり、手術中に手術室でMRI検査を行います。

当院は、2016年1月から四国初となる術中MRIを導入しています（写真5）。これによりダイナミックに変形する脳や3次元的に広がりを持つ病変と対峙し、この術中MRIとニューロナビゲーションシステムを連携させ、最新の画像情報・組織情報・機能情報を統合し、最大限の切除と安全の確保を両立した脳神経外科手術ができるようになります。

2016年1月に新手術棟完成に伴い、当院では、最先端の脳腫瘍手術を提供します。

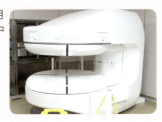

写真5　2016年1月から稼働開始の術中MRI装置

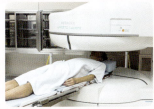

写真6　実際の術中MRI検査／実際の術野では、腫瘍と正常脳との境界が分かりにくい症例でも、術中MRI検査を行い、ニューロナビゲーションシステムへ画像を取り込み、改めて腫瘍の位置を確認しながら腫瘍の摘出を行います。術中MRI検査を繰り返し行うことにより、最終的に腫瘍全摘出を目標にしています

巻頭特集

10 香川大学医学部附属病院の先端医療
脳の病気、外傷

脳に最高の環境を与える

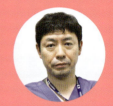

救命救急センター 副センター長（講師）
河北 賢哉（かわきた けんや）

　当院救命救急センター（以下センター）の中には8床の集中治療室があり、脳の集中治療を行っています。あらゆる重篤な救急患者さんの集中治療も行います。センターには医師が15人ほど専従勤務していて、その中に脳神経外科専門医が2人、脳卒中専門医が1人、救急科専門医が6人、集中治療専門医が2人、整形外科専門医が1人、外傷専門医が1人（重複あり）います。

　脳の集中治療は脳神経外科専門医が中心となり、さまざまな専門医がサポートしながら治療にあたっています。また、約60人もの専従看護師が働いており、24時間体制で患者さんの治療、看護を行っています（写真）。

脳の集中治療室の適応疾患

　脳の集中治療が必要な患者さんは、脳の病気やけがで意識がなくなった人や手足の麻痺（まひ）、言語障害などの神経症状を有する人です。具体的には脳卒中（くも膜下出血、脳出血、脳梗塞（のうこうそく））や重症の頭部外傷をはじめ、心停止後症候群（突然の心停止で蘇生がなされ、心臓は動くようになったが、意識が戻らない状態）の患者さんが対象となることが多く、ほとんどの人が救急車で運ばれ、それぞれの病気やけがに対する初期治療を行った後に集中治療室に入ることになります。

脳にとって最高の環境を保つ

　脳の集中治療室では、脳にとって最も良い環境を整えることを治療の主眼にしています。環境といっても部屋の温度や湿度のことではなく、患者さんの体の環境です。脳は体重の2～3％の重さしかないにもかかわらず、酸素は全身の20％、グルコース（糖分）は全身の25％も必要とする臓器です。酸素やグルコースは血液によって脳に運ばれるため、脳への血流を適正に保たなければいけません。

　脳卒中では脳の血管が詰まったり、裂けたりして病変部の脳細胞は死んでしまいます。頭部の外傷では、脳に強い衝撃が加わり、脳が直接傷つきます。このように脳が直接的なダメージを受けることを一次性脳損傷と言います。一次性脳損傷を治療し、元通りの状態

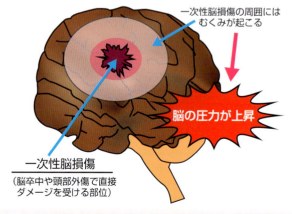

図1　Brain／脳卒中や頭部外傷でダメージを受けた一次性脳損傷の周囲にはむくみが起こり、その結果、脳の圧が上昇します

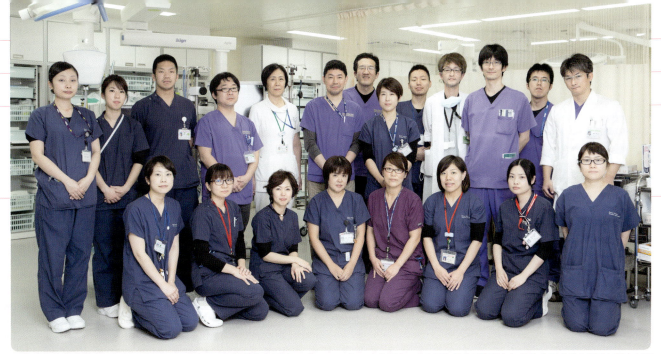

写真　当院救命救急センタースタッフ。スタッフ全員が救急医療のプロフェッショナルです。1人でも多くの患者さんを救命できるよう日々努力しています

に治すことは不可能と考えられています。

　一方、脳卒中や頭部の外傷でダメージを受けた脳は、出血したり脳のむくみが起こり、脳の圧力が上昇します（図1）。その結果、脳への血液の流れが悪くなり、酸素不足や栄養不足で脳細胞は間接的なダメージを受けることになります。これを二次性脳損傷と言います。脳の集中治療室では、二次性脳損傷を最小限にする治療を行っています。

　そのほか、脳卒中や頭部の外傷では、治療経過中に体温が上がることが多く、高体温は二次性脳損傷の原因となることが分かっています。また、血糖値が上がり過ぎたり下がり過ぎたりすることもよくありません。血圧の異常な低下や上昇、体内の酸素不足も二次性脳損傷を引き起こします。あらゆる体の環境異常が二次性脳損傷の引き金となります。

　そこで、これら体内の環境を常に監視する必要があります。これをモニタリングと言います。自動車の速度、エンジン回転数、水温、バッテリー、排気ガスなどの状態を常にモニタリングし、故障が起ればすぐにドライバーに知らせるのとよく似ています。実際、患者さんには人工呼吸器などの生命維持装置のほかに、多くの点滴やさまざまなモニタリング装置がつながっています（図2）。モニタリング装置の中には、脳の圧を測定できる装置もあり、これによって脳の圧を常に監視できます。脳の圧が上昇しないように、患者さんの体の環境を適切に保つことが大切です。

　もし、経過中に脳の圧が上がりアラームが点灯すれば、脳の圧が上がった原因を診断し、速やかに脳の圧を下げる処置が施されることになります。これが、脳の集中治療の本質です。この集中治療は長くて2週間継続されます。このように、昼夜を問わず脳にとって最高の環境を患者さんに提供し、脳に重大な病気を抱えた患者さんが1人でも多く家庭復帰・社会復帰できるようにスタッフ全員が全力を尽くしているところが、脳の集中治療室です。

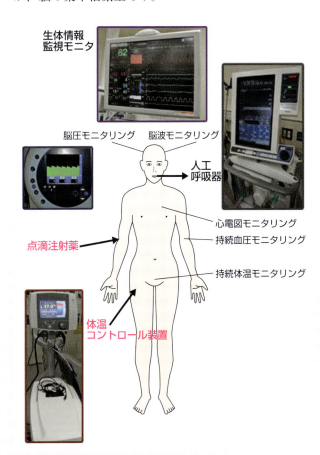

図2　Neuro ICU／患者さんへはさまざまな生命維持装置やモニタリング装置、点滴などがつながれており、生体情報監視モニタで常に患者さんの状態を監視しています

巻頭特集
香川大学医学部附属病院の先端医療
心不全

難治性心不全に対する切れ目のない包括的医療

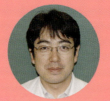
循環器内科 講師
野間 貴久（のま たかひさ）

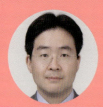
心臓血管外科 教授
堀井 泰浩（ほりい たいこう）

心不全とは？　その治療は？

　心不全はさまざまな心臓疾患によって心臓のポンプ機能が悪化し、最終的に息切れや浮腫といった肺や全身のうっ血症状や全身の倦怠感、めまいなどの低心拍出症状が現れる状態です（図）。心臓の筋肉の基である心筋細胞の数は決まっていて、一度障害を受けると再生することはありません。その上、やっかいなことに心臓は弱ってもなかなか症状が現れず、自覚症状が出る頃には知らぬ間に心筋障害が進行し、十分な治療ができない状態だということが多くあります。

　心不全の治療はポンプ機能を治せばよいと思われがちですが、それだけではありません。心機能が悪化すると、まず水分を溜めようとするため、心不全の治療は心臓の負担を取り除くことから始めます。食事制限（特に塩分制限）や運動療法、内服薬による治療と併せて、循環器内科医はカテーテルを用いた血管形成や不整脈の治療を行います。ペースメーカーを用いた治療を行うこともあります。しかしながら、心筋障害が広範囲で押し出す力が弱くなったり、心臓の部屋を分ける弁膜に逆流が起きたりすると心臓血管外科で心臓や弁の形成を行うことになります。

心臓血管センターの特徴は？（写真1）

　センターは6床の集中治療室（CCU）と30床の専門病棟で、循環器内科医、心臓血管外科医が計40人、看護師41人をはじめ、臨床工学技士、薬剤師、管理栄養士、理学療法士たちによる集学的な診療を行っています。CCUとは心疾患専門の集中治療室です。急性心筋梗塞や特発性拡張型心筋症などの心筋症、弁膜症や肺高血圧症、重症不整脈など生命にかかわる疾患の急性期を専任スタッフが最新の医療機器を用いて24時間体制で診療にあたります。

　手術室→手術後の集中治療室（ICU）→CCU→専門病棟が同一階にあり、心臓専門医が集約されることで、各患者さんに入院から退院まで切れ目のない治療を提供しています。

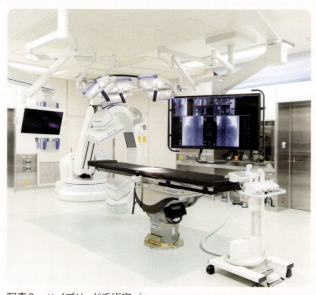
写真2　ハイブリッド手術室／
心臓血管外科医と循環器内科医が協力して治療を行う手術室です

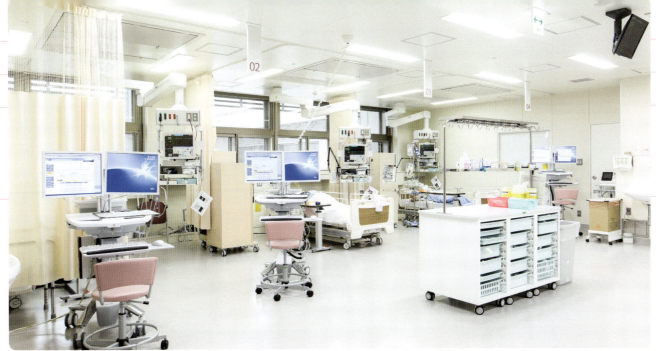

写真1　心臓血管センター・CCU／明るく広い空間の中で多くのスタッフが24時間体制で診療にあたっています

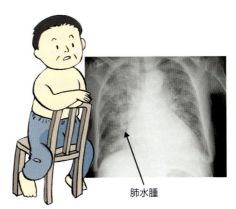
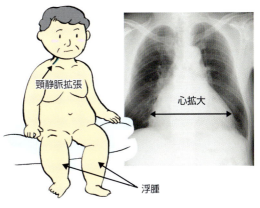

図　心不全の症状／左の男性は息苦しいため、いすに寄りかかって座っています。胸のX線写真も肺の部分が白くなっています。右の女性は、両下肢に浮腫があり腹部もぽってりして首の静脈が張っています。胸のX線写真では肺は白くなってはいませんが、心臓が大きくなっています（netterをもとに作図）

2016（平成28）年初頭には新手術棟に大動脈瘤に対するステントグラフト治療や弁膜症、先天性心疾患に対する血管内治療の専門治療室であるハイブリッド手術室が完成し、さらに心血管疾患診療体制が整います（写真2）。

循環器内科の特徴

心筋梗塞・狭心症に対するカテーテル治療、心房細動や他の不整脈に対するカテーテルアブレーション治療、致死性不整脈に対する植込み型除細動器治療、心不全に対する心臓再同期治療のほか、肺高血圧症や心サルコイドーシス、拡張型心筋症などの特定疾患に対しても専門的な診療を行っています。また、心疾患への新薬の臨床治験にも積極的に参加し、希少な心疾患に対しても最新医療を提供しています。

心臓血管外科の特徴

心臓の血管に対する冠動脈バイパス術をほぼ全てオフポンプ（心臓が動いている状態）で行っています。そして、既に心筋梗塞を起こしていて極端に弱っている心臓に、バイパス手術だけではなく、さらに踏み込んで心臓の筋肉自体にメスを加えて修復することで、他施設では心臓移植しか手段がないと考えられる心臓でも修復できることもあります。心臓の弁は人工弁への置換だけではなく、僧帽弁については95％以上を自分の弁を修復でき、小さな創で行う手術（MICS手術）も可能です。同時に心房細動などの不整脈に対する手術（メイズ手術）も併用して不整脈を治療し、薬を服用しなくてもよくなります。

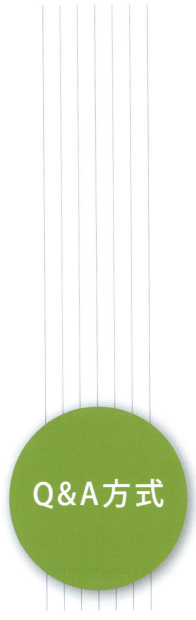

Q&A方式

香川大学医学部附属病院の最新治療

Q&A方式

香川大学医学部附属病院の最新治療——肺がん

Q1 肺がんに対する画期的治療法、分子標的療法とは？

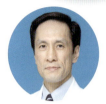

呼吸器内科 科長（講師）
坂東 修二（ばんどう しゅうじ）

Q 肺がんって、どんな病気ですか？

A　日本人の死因の第1位は悪性新生物（がん）ですが、その中で最大の原因となっているのが肺がんです。現在、肺がんは死亡数で見ると男性の1位、女性の2位を占め、年間では約7万人が亡くなっています。肺がんは、その細胞の種類によって腺がん、扁平上皮がん、大細胞がん・小細胞がんの4つのタイプに分類され、肺がんの約6～7割は腺がんです。肺がんの中でも、腺がんは全身に転移しやすい性質が強いことから、しばしば病状が進行した状態で発見されます。腺がんが転移しやすい臓器としては脳や骨があります。これらの臓器に転移が生じると痛みなどのために日常生活に大きな支障をきたします。

　また、手術や放射線による治療も難しくなります。このような進行した状態において最も有効な治療法は薬物療法であり、特に最近では、肺がん（特に腺がん）に対する分子標的治療薬が開発され、大きな効果が認められています。

Q 分子標的治療って、何ですか？

A　この10年間、肺がんの治療法で最も進歩したのが分子標的治療です。これまでの肺がんに対する薬の治療は主に抗がん剤によるものでした。抗がん剤はがん細胞に障害を与えますが、残念なことに正常な細胞にも障害を与えてしまい、患者さんはその副作用（吐き気、食欲不振、脱毛など）に苦しむことがありました。これに対し、分子標的治療で用いられる薬（分子標的治療薬と呼びます）は正常細胞にはなく、がん細胞だけが持っている「分

がん細胞だけでなく正常細胞にも障害を与える

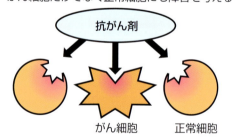

がん細胞のみを標的として狙い撃つことができる

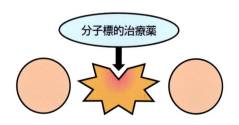

図　分子標的治療のイメージ

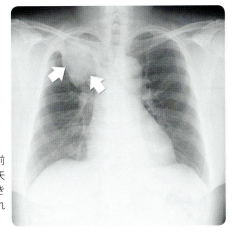

写真1-1 治療前／右肺の上部（矢印の部分）に大きな腫瘍が認められます

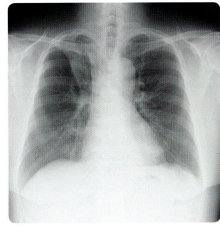

写真1-2 治療後／分子標的薬内服後。腫瘍は著しく縮小しています

子」と呼ばれる特殊な細胞構造に障害を与えることができます（図）。

この結果、副作用が少なく、がん細胞だけが死滅する効果が得られます。分子標的治療薬は肺がんの中でも腺がんにおいて開発が進んでおり、既に数種類が臨床現場で使用されています。「写真1-1、1-2」は当院で経験した腺がんの患者さんに対する分子標的治療薬の効果を示したものです。右の肺に大きな肺がん（矢印の部分）がありましたが、分子標的治療薬で驚くほどの縮小効果が認められました。抗がん剤で起こりやすい吐き気や食欲不振、脱毛などもなく、自宅での薬の内服だけで通院治療が可能となっています。

Q 分子標的治療を受けるには、どんな検査が必要ですか？

A 分子標的治療薬が効くかどうかは、がん細胞の「遺伝子」を調べると分かります。肺がんが疑われる患者さんには、まず「写真2」のような気管支内視鏡検査を行います。気管支内視鏡は肺の奥に存在するがん細胞を採取する検査です。当科では、内視鏡検査で肺がんの診断がつくと同時にその細胞を使って直ちに遺伝子検査を行います。その遺伝子検査の結果を確認した上で、患者さん一人ひとりに合った最適な分子標的治療薬を選ぶようにしています。また、診断・治療が難しい患者さんについては、呼吸器内科医だけでなく、呼吸器外科、放射線診断科、放射線治療科、病理部など常に肺がんの治療に携わっているスタッフ全員で協議し、より良い治療になるように努力しています。

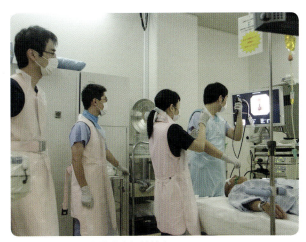

写真2 当科での気管支内視鏡検査

一言メモ

1. 日本における肺がん死亡者数は男女とも増えています。
2. 腺がんが最も多く、全身に転移しやすい特徴があります。
3. 分子標的治療薬は効果が大きく、副作用は小さいことが特徴です。
4. がん細胞の遺伝子検査により、分子標的治療薬が効くかどうかが分かります。

Q&A方式

香川大学医学部附属病院の最新治療——肺がん

Q2 遺伝子解析に基づくオーダーメード肺がん治療の効果は？

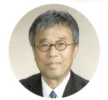

呼吸器外科 病院長（教授）
横見瀬 裕保（よこみせ ひろやす）

Q どうして人によって治療法が違うのですか？

A 基本的な治療法は進行具合（病期）によって決定されます。早期だと手術が中心ですが、進行していれば抗がん剤・放射線が主体となってきます。つまり、手術がいつも一番良い治療法ではないのです。時には手術をしてはいけないこともあります。かつては手術以外に有望な治療法はわずかだったのですが、近年は抗がん剤や放射線の治療で目覚しい進歩がみられます（図1）。

Q 進行肺がんに良い治療法はありますか？

A 進行した肺がん患者の皆さん、希望を捨てないでください。肺がんの治療方法は急速に進歩、新薬の開発も目覚しいものがあります。今まで手術ができなかった進行肺がんであっても、抗がん剤がとても良く効いて手術が可能になり、完治した患者さんもいます（写真）。

Q 遺伝子解析に基づく肺がん治療とはどんなものですか？

A 肺がんにかかわらず、全てのがんは遺伝子の突然変異が原因となって発生します。厄介なことに突然変異は1つではなく、幾つもの突

写真　リンパ節転移を伴う巨大進行肺がん

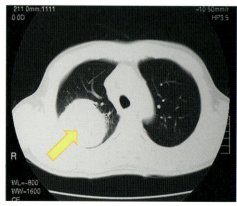
治療前

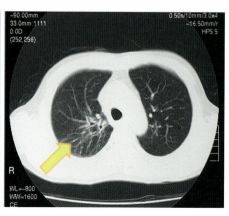
抗がん剤・放射線治療後、がんはほぼ消失、手術により治癒、15年生存中

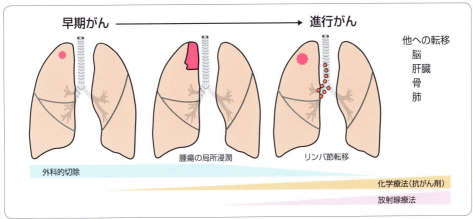

図1　一般的な肺がんの治療方針

然変異の結果としてがんが発生し、それぞれのがんが独自の性質を持つようになります。その結果として、同じ抗がん剤を使用しても患者さんによって効果が違うことがよくあります。また、同じ進み具合（病期）の患者さんに同様の手術を行っても、早期に再発する患者さんが出てきます。そこで私たちはそれぞれの肺がんの性質を調べるために肺がんの遺伝子研究を行ってきました。特にどの抗がん剤が効きやすいかの目安となる関連遺伝子に注目してきました。それらの結果に基づいて、当施設では遺伝子解析に基づくオーダーメード治療を行っています（図2）。

現在、肺がんに使用できる抗がん剤はたくさんありますが、がん細胞の遺伝子、タンパク質を調べることで、抗がん剤の効果が予測できる可能性があります。副作用はできるだけ少なく、効果が期待できない無駄な化学療法を避け、大きな治療効果が期待できるメニューを優先的に行うことで、これまで手術が不可能だった患者さんに根治手術を行うことができるようになりました。気管支鏡などで得られたがん細胞を調べ、適切かつ効果的な抗がん剤治療ができるようになり、手術が可能となった患者さんをたくさん経験しています。

進行肺がんの手術は高度なテクニックが必要なことがありますが、肺移植研究で培われた技術を駆使し、血管や気管支をつないだり、心臓の一部を一緒に切除したりして、肺がんを取り残すことなく切除しています。進行した肺がん術後にはガイドラインからも仕上げの抗がん剤治療が勧められています。

ところが、どの抗がん剤が術後に効くのかも個人レベルでは分かっていません。そこで私たちは手術で切除された肺がん細胞の遺伝子・タンパク解析を行い、個人に適した抗がん剤を選択しています。こうした結果は国際学会で報告し高く評価されています。肺がんの遺伝子解析に基づくオーダーメード治療は、今まで根治が難しかった患者さんの夢をかなえることができるかもしれません。

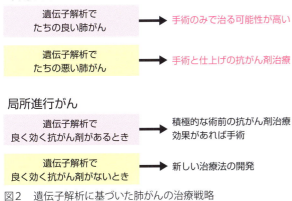

図2　遺伝子解析に基づいた肺がんの治療戦略

一言メモ

最も多く扱っている肺がんについては、進行度によって治療方針は全く異なります。早期肺がんは内視鏡（胸腔鏡）だけで手術ができるため、術後の創が非常に小さく、患者さんの体への負担がとても小さくてすみます。一方、従来手術が困難だった進行肺がんに対して、遺伝子解析に基づくオーダーメード治療を行っています。主に心臓の周りにできる縦隔腫瘍は悪性から良性に至るまで多様性に富んでいます。カメラを使った低侵襲手術、抗がん剤などを併用する集学的治療と患者さんの状態に適した治療を選択しています。

Q & A方式

香川大学医学部附属病院の最新治療──消化器がん

Q3 お腹を切らない内視鏡手術をご存知ですか?

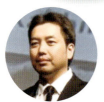

消化器内科 講師
森 宏仁
もり ひろひと

Q 早期食道がんや胃がんや、大腸がんって、どうやって見つけるの?

A 近年、軟性内視鏡（胃カメラ・大腸カメラ）での診断に、80〜100倍まで拡大できる機能を搭載した拡大内視鏡や、特殊な光（NBI光）で診断する内視鏡が登場し、診断が一変しました。ポリープや腫瘍（しゅよう）が見つかれば、その組織の一部を取って顕微鏡で診断していましたが、このNBI拡大内視鏡は、通常の光では見えないがんを特殊な光で発見しさらに拡大観察し、診断もその場で可能になりました（写真1）。当院は全ての内視鏡検査で、このNBI拡大内視鏡を採用していますので、以前に比べて生検やポリープ切除の必要がなくなりました。また、早期がんについては症状がなく、内視鏡検査を受けていただかなくてはなりません。

Q 早期胃がんって、どれくらいの深さまでなの?

A 胃の壁は5層構造をしています。このうち、3層目までの浅いものは内視鏡で切除できます（図）。最近の研究で、この層までのがんは、リンパ節転移していないことが分かり、粘膜の中だけのがんから、粘膜下層（ねんまくかそう）の一部のがんまで内視鏡で完治することが可能になったのです。

Q 内視鏡の治療・手術って、どんなの?

A 軟性内視鏡での治療・手術は、スネアで切り取る比較的簡単な内視鏡的粘膜切除術

利点：一括切除による詳細な病理診断が可能

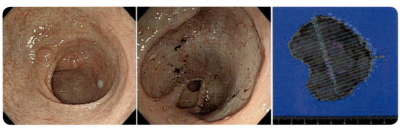

写真2　内視鏡的粘膜下層剥離術（ESD）／3つの早期胃がんが胃の出口付近に見られます（左）。ESDのいい点は、広い範囲のがんもひと塊で切除できることです（中）。ひと塊で切除することで、より正確な顕微鏡の検査が可能で（右）、術後再発などはほぼなくなりました

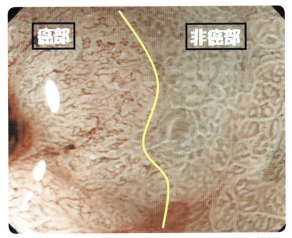

写真1　特殊な光（NBI光）を利用した拡大内視鏡で、黄色い線の左側は、蛇行・拡張・不均一な血管が濃く見られ、がん部です。黄色い線の右側は、そのような異常血管は見られません

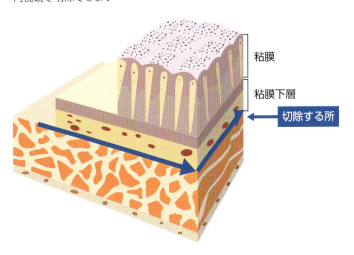

図　胃の壁は5層構造をしていますが、このうち、3層目までのがんは、内視鏡で切除できます

（EMR）から、内視鏡的粘膜下層剥離術（ESD）という電気メスで切開し、病巣を切除する、お腹を切らない治療・手術が開発されました（写真2）。要求される技術は、高度で、一般の病院ではあまり行われず、専門病院で実施されています。ESDではどの部位のどの大きさの食道がん、胃がん、大腸がんでも切除が可能となり従来は外科手術が行われていた早期がんもESDで完治されるようになってきています。患者さんの体にやさしい軟性内視鏡治療・手術です。

具体的にどんな方法なの？

A　ESDの方法は、まず、切り取るがんの広がりを拡大内視鏡で詳しく印を付けます。内視鏡の鉗子口を通るような、直径3mmほどの電気メスで粘膜を切開し、内視鏡で見ながら粘膜下層まで深く入り込みます。いい点は、広い範囲のがんもひと塊で切除できる点です。ひと塊で切除することで、より正確な顕微鏡の検査が可能になり、術後再発などはほぼなくなりました。大きな食道がんや10cmにも及ぶ胃がん、大腸がんも、麻酔科医の管理のもと全身麻酔をかけて切除します。

必ずESDで治るの？

A　ESDで完全に切り取られた場合でも、ある一定の深さより深いがんと分かった場合は、リンパ節転移の可能性があるため、追加の外科切除が必要となります。最近は、ESDで完治できるかどうか、迷った場合は、まずESDで切除と診断を同時に行い、ある一定の深さより浅いがんであれば、完治します。深いがんだった場合は、従来の外科切除が必要です。ESDにより、患者さんの選択肢が1つ増えたことになります。

一言メモ

1. 早期消化管がんは、無症状で、特殊な内視鏡検査が必要です。
2. 比較的広い範囲のがんも、電気メスを使った粘膜下層剥離術（ESD）という方法で完治可能です。
3. ESDは、難しい技術ですので、実績のある病院で治療を受けてください。

Q & A方式

香川大学医学部附属病院の最新治療──膵臓・胆道の病気

Q4 超音波内視鏡検査（EUS）って、どんな検査ですか？

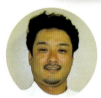

消化器内科 助教
かまだ ひでき
鎌田 英紀

Q 超音波内視鏡検査で、どんな病気を検査するのですか？

 超音波内視鏡検査は内視鏡先端から超音波を出して、その跳ね返りを画像として写し出す検査です。通常の健康診断などによく使われる腹部超音波検査では、胃や腸の空気、お腹の脂肪などが超音波を遮るため、細かな画像が写し出されないこともあります。しかし、超音波内視鏡検査は目的とする臓器のすぐ近くの胃や十二指腸から高い周波数の超音波を当てることで、非常に詳しい画像を写し出すことができます。

特に、お腹の深いところにある膵臓の病気（膵臓がん、慢性膵炎、膵嚢胞性病変、特殊な膵腫瘍・膵炎）や胆道（胆管がん、胆嚢がん・慢性胆嚢炎、胆石、胆管結石）などの病気についてCTやMRIよりも詳しい情報を得ることができます。ほかに胃や腸の粘膜の下にできる腫瘍や腹腔内のリンパ節や骨盤内の腫瘍などにも有効な検査です（図）。

当院では2008（平成20）年に四国でいち早くこの検査を本格導入し、年間約300例の超音波内視鏡検査を行っています。

Q 超音波内視鏡って外来でできる検査ですか？また、体に負担のある検査ですか？

 当院では特別な症例以外は外来で検査をしています。通常の上部消化管内視鏡検査（胃カメラ）と比較すると内視鏡径も太く、検査時間も長いため、当院は患者さんが楽に検査を受けられるよう、適量の鎮静剤を使用しています。なお、鎮静剤を使用するため、自動車やバイクなどの運転はできません。

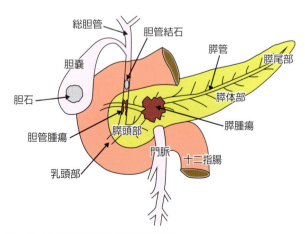

図　膵臓と胆管の解剖と関連する病気

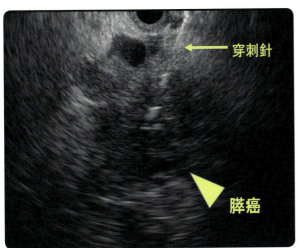

写真1　超音波内視鏡による膵がん細胞の採取／安全に膵腫瘍の組織採取が可能です

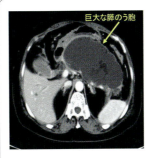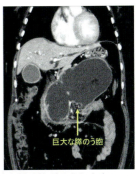
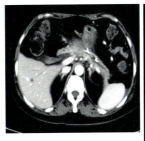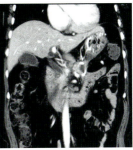

膵嚢胞治療前：膵臓に接して巨大な膵嚢胞がみられます

膵嚢胞治療後：超音波内視鏡で治療し、嚢胞が消失しています

写真2　巨大な膵嚢胞に対する治療／巨大な膵嚢胞に対してお腹を切らずに治療可能です

Q 超音波内視鏡ガイド下穿刺吸引術（EUS-FNA）って、何ですか？

A 超音波内視鏡では内視鏡の先端から針を出して、消化管を介してお腹の中のいろいろな臓器から組織を採取することが可能です。体外からの組織採取と比べて、最短距離で採取することができ、超音波でリアルタイムに病変を観察しながら穿刺することができるため、血管を避けることが容易で安全に組織を採取できます。処置に伴う偶発症（出血、感染、膵炎、がん細胞がばらまかれるなど）は1％未満とされており、腹腔内の病変、特に発見、診断が困難とされる膵臓の腫瘍で威力を発揮し、膵臓がんの早期発見に役立っています（写真1）。

当院では、これまでに250例を超えるEUS-FNAを行っており、膵臓がんや消化管の粘膜下腫瘍の診断に役立っています。

Q 超音波内視鏡では、ほかにどんなことができますか？

A 最近は超音波内視鏡を用いてさまざまな治療を行っています（写真2）。急性膵炎後の炎症によってできる不要な物質を排液したり、腹痛などの症状を伴う慢性膵炎に対する膵管ドレナージ、通常の方法では困難な悪性胆道狭窄に対するドレナージなど、これまでは侵襲の大きい外科的治療や生活の質を損なう経皮的治療しか方法がなかった病気、病態に対して低侵襲でより安全な治療が可能です。ほかにも、がんに伴う痛みに対して腹腔神経叢ブロックも行われています。このような低侵襲の内視鏡治療によって患者さんの生活の質の向上に役立っています。

当院は超音波内視鏡を使った治療も積極的に行っており、四国では有数の実績を誇っています。

一言メモ

1. 超音波内視鏡は発見しにくい膵臓腫瘍の早期発見、早期診断に役立ちます。
2. 超音波内視鏡検査は鎮静剤を使用するので、苦痛なく検査できます。
3. 超音波内視鏡を使ってお腹を切ることなく、さまざまな治療が可能です。

Q&A方式

香川大学医学部附属病院の最新治療——膵がん

Q5 膵がんに対する術前化学放射線療法を組み合わせた最新の外科治療とは?

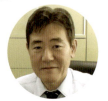

消化器外科 准教授
岡野 圭一（おかの けいいち）

消化器外科 教授
鈴木 康之（すずき やすゆき）

Q 膵がんは、どんな病気ですか？

A 膵臓にできるがんのほとんどは浸潤性膵管がんといわれるもので、消化器系にできるがんの中で最も治療の難しいがん（難治がん）の代表です。膵がんと診断される患者さんは胃がんや大腸がんに比べ3分の1から5分の1程度と頻度は少ないにもかかわらず、国内のがんによる死亡原因の第4位を示しています。

難治がんである原因は、膵がんには特異的な初発症状がなく、診断されたときには大半が進行しており、既にがんが膵臓周囲の重要臓器や動脈に広がっていたり、肝臓などの他臓器に転移していて、7～8割が外科手術の適応にならないことや、たとえ切除ができても早期に再発を生じることが多いことが挙げられます。

しかしながら、膵がんの治療方法は最近著しく進歩しています。新しい薬の開発が進み、さらにその薬や放射線治療を手術に組み合わせて行うことで、進行した膵がんでも治る割合が増えてきました。さらに、今まで手術ができなかった膵がんでも手術ができるようになり、完全に治る患者さんも珍しくありません。

Q どんな治療がありますか？

A 治療法は進み具合（病期）で決まります。がんが血液に入って肺や肝臓などまで転移している場合には全身化学療法が主体となります。がんが膵臓や膵臓周辺（局所）にとどまっている場合は、手術が最も治る可能性が高い治療方法です。しかし、手術だけでは約8割の方が5年以内に再発することが分かってきました。現在は手術の後に半年間、抗がん剤を飲む治療（術後補助化学療法）を加えることにより、病気の再発を少なくすることができることが分かっています。

Q 香川大学病院で行っている膵がん治療はどんな方法ですか？

A 当院の特徴は、診断から治療までの各分野の専門医が協力して総合的に行っていることです。診断は一般的なCTやMRI検査に加えて、PET検査（陽電子放射断層撮影）を用いてがんの広がりを正確に判断します。さらに超音波内視鏡下穿刺生検法（せんし）により組織学的な診断を行います。これらの結果を総合的に判断して治療方針を決めています。

周囲の動脈への広がりや離れた場所への転移がなけ

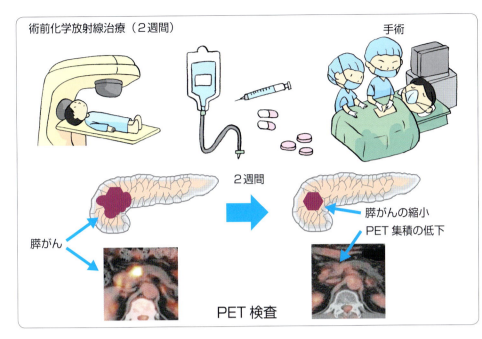

図 術前化学放射線治療のイメージ／術前化学放射線治療でがんの勢いを抑え、完全切除を行いやすくします。PET検査で光って見える部分が膵がんです

れば手術適応と判断し、全国でも当院だけが行っている短期間の術前化学放射線療法（2009〈平成21〉年に香川大学倫理委員会承認）を2週間行います（図）。これはS1という抗がん剤を飲みながら、放射線治療を受ける方法で相乗効果のあることが分かっています。副作用は少なく、ほぼ9割の方が予定通り全ての術前治療を受けることができ、その安全性が確認されています。

術前治療終了後2週間の間を置いて手術を施行します。手術後は前述の術後補助化学療法を半年間行います。これまで40人以上でこの治療を実施し、術後の顕微鏡検査で完全にがん細胞が取り切れている頻度が高くなり（写真1）、再発の可能性が引き下げられることが分かってきました。

また、がんの広がりが周囲の動脈にまで及んでいたり、当初は手術が不可能であると診断した方でも、より長期の化学放射線療法を行うことで、がんが縮小し、PET検査でがんの勢いが弱ったことを確認できることが分かってきました。こうした患者さんでは手術で完全にがんが取り切れることがあります。

膵がんの手術は高難度の手技の1つと考えられています。日本肝胆膵外科学会では、このような手術を行う高度技能専門医の認定制度を設けています。当院は高度技能専門医の認定修練施設であり、高度技能専門医と指導医が治療にあたっています（写真2）。

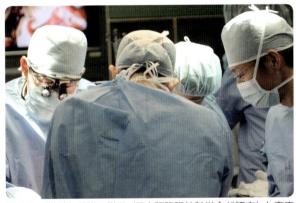

写真2 膵がん手術の様子／日本肝胆膵外科学会が認定した高度技能専門医と指導医を中心としたチームが治療にあたっています

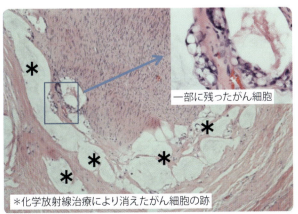

写真1 手術によって摘出された膵がんの顕微鏡検査／術前化学放射線療法により多くのがん細胞が消えています

一言メモ

1. 膵がんは進行して見つかることが多く、現在でも最も治療の難しいがんの1つです。
2. 膵がんの診断や治療は各分野の専門医が協力して行う必要があります。
3. 当院では独自の術前化学放射線治療を行い治療成績が向上しています。

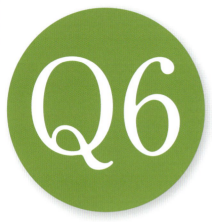

Q&A方式

香川大学医学部附属病院の最新治療——乳がん

Q6 乳房全摘後では、きれいな再建乳房はできないの?

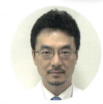

乳腺内分泌外科 科長（准教授）
紺谷 桂一
こんたに けいいち

Q 乳房温存術と乳房全摘術はどう違うの?

A 近年、乳がん診断技術の進歩とがん検診の普及によって、病変の小さい早期段階で診断、治療するケースが増えています。その結果、約7割で乳房を残すいわゆる乳房温存手術が行われています。しかし3割は、進行がんだったり、早期がんでも多発病巣や広がり病巣があるため、やむを得ず乳房全摘となっています。

また乳房温存術を受けた結果、へこみなどの変形が残ってしまう症例は少なくありません。このように乳房喪失や乳房変形という結果は、女性である限り年齢に関係なく耐えられない悲しいことです。健常な乳房と変わらない外観であることが望ましいの

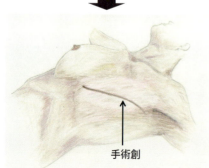

図1　胸筋温存乳房切除術

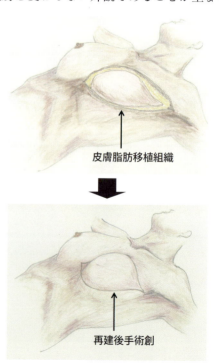

図2　乳房切除後、皮膚脂肪組織片による再建

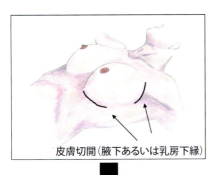

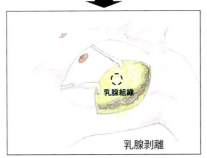

図3 皮下乳腺全摘術（皮膚を温存し、内部乳腺だけ摘出）

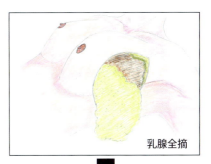

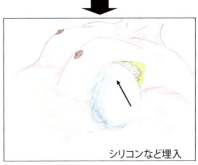

図4 皮下乳腺全摘後の再建

です。

　これまでは「乳房全摘」というと胸筋温存乳房切除術（乳房皮膚、乳頭乳輪、乳腺を全て切除する術式）のことを指し、術後は平坦な胸壁に大きな1本の手術創が残るという悲しい結果に耐えなければなりませんでした（図1）。術後にも乳房再建は可能ですが、乳房皮膚がないためにほかの部位から皮膚を移植しなければなりません。通常、腹部の皮膚脂肪組織を用いて欠損部の補てん、再建を行うのが一般的です。その場合、明らかに乳房皮膚とは異なった性状の皮膚で代用しなければならないことや、移植によって大きな手術創が残るという欠点があります（図2）。また乳頭乳輪の形成が必要となります。

きれいな再建乳房を作るための手術法はないの？

A 　当科ではやむを得ず全摘しなければならない患者さんや、乳房温存が可能だが術後にへこみやボリューム不足などの理由から十分な整容性が期待できない患者さんを対象に、乳房再建術を考慮した皮下乳腺全摘術（皮膚温存乳房切除術）を積極的に行っています。実際に、切開創はわきや乳房下縁など目立たない部位の皮膚にし、皮膚、乳頭乳輪を温存して内部の乳腺を全摘する方法を行っ

ています（図3）。これによって乳房正面から手術創が見えることはありません。切除手術と同時か、数か月後に乳房再建を行いますが、自家組織（腹部脂肪や背部の筋肉）か人工物（シリコン）を、切除に用いた手術創から埋入します（図4）。

　こうした一連の治療に際して、術前検査による正確な病巣の広がりや局在診断が重要です。十分な術前検査の結果を参考にして、個々の患者さんに最も適した切除法と再建法を決定する、いわゆるテーラーメイド治療を心掛けています。当院は2010（平成22）年4月に乳がん治療・乳房再建センターを設立しました。当センターでは乳腺外科医と形成外科医、乳がん認定看護師などがチームをつくり、個々の患者さんに対する診断治療にあたっています。

一言メモ

1. 一般に「乳房全摘」とは胸筋温存乳房切除術を指します。術後に乳房再建を行う場合、乳房皮膚をほかの部位から移植しなければならず、不自然な乳房になってしまいます。
2. 乳房皮膚をそのまま温存し、内部乳腺だけを摘出する皮下乳腺全摘術（皮膚温存乳房切除術）を行えば、再建乳房の整容性は格段に向上します。

Q&A方式

香川大学医学部附属病院の最新治療——乳がん

Q7 最新の乳房再建術を知りたいのですが？

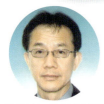

形成外科・美容外科 教授
田中 嘉雄
（たなか よしお）

Q 乳がん手術後に、きれいな乳房を再建できますか？

A 乳がんについては手術方法で乳房の再建方法も異なりますが、医療器機や技術の進歩によってきれいな乳房の再建が可能になりました。乳房再建は整容面だけでなく、手術後の生活の質（Quality of Life）や精神面においても、患者さんのメリットになることが分かってきました。

Q どのように乳房を再建するのですか？

A 乳房再建の方法は、乳がん手術で切除される範囲によって異なります。大きく分けて人工乳房（ブレスト・インプラント）を用いる場合と自家組織を用いる場合があります。また、乳がん手術と同時に行う方法と、風船のような組織拡張器（ティシュ・エキスパンダー）を一時的に挿入して乳房皮膚を拡張し、スペースを確保してから人工乳房あるいは自家組織と入れ替える方法とがあります（図1）。

1. 人工乳房による乳房再建

2014（平成26）年度から保険診療で行えるようになりました。長所は、人工物を用いるので体への犠牲が少なく、また手術時間も短時間（2〜3時間）で済みます。ブレスト・インプラントは健康な側の乳房に合わせてサイズ、形態を選択します（図2）。ブレスト・インプラントの短所は、感染症を起こすことがあります。その場合は、いったん取り出して感染を治療してから再建をやり直すことになります。またブレスト・インプラントの周りに皮膜が形成されて硬くなることもあります。ブレスト・インプラントでは、下垂型の乳房を作ることは難しく、もともと大きい乳房の方には、この方法は勧めてはいません。実際にブレスト・インプラントを挿入している患者さんから①乳房が冷たく感じる②皮膚の知覚が戻らない③仰向けに寝たときに左右の差が出る——などの声が聞かれます。

2. 自家組織による乳房再建

自家組織（主に脂肪組織）を移植して乳房を再建する方法です。使われる脂肪組織は下腹部からが最も多く、次いで筋肉（広背筋）と一緒に背部の皮膚、脂肪を移植する方法が行われています。当院形成外科では、穿通枝皮弁（せんつうしひべん）で下腹部の脂肪組織を移植する方法を全症例に用いています（図3）。自家組織による乳房再建の長所は、自然な感じで、軟らかい乳房が再建できることです。乳房皮膚の知覚の回復も徐々に得られます。しかし、乳頭の知覚までは回復しません。

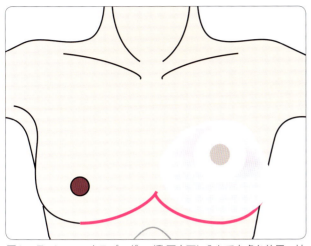

図1　ティシュ・エキスパンダー／乳房皮下に入れて皮膚を伸展、拡張します

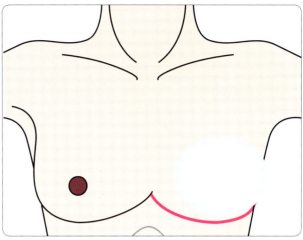

図2　ブレスト・インプラントは乳がんの手術の切開線を利用して大胸筋の下に挿入します

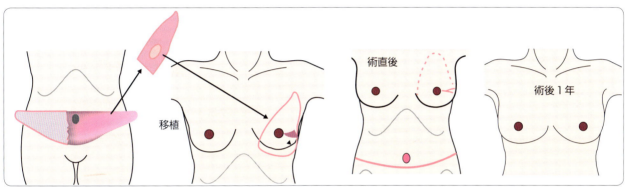

図3　下腹部の脂肪を用いた乳房再建

　短所としては、下腹部や背部に傷跡が残り、腹直筋の筋力や下腹部の知覚が低下します。手術時間は通常8〜10時間かかります。顕微鏡下に血管吻合して移植する場合、血管の吻合がうまくいかなかったときには、再吻合手術が必要になります。しかし、前述の短所は形成外科医の努力によって改善されてきています。血管吻合は全国平均で98％の成功率で、当院では現時点で100％成功しています（表）。

手術手技	重大有害事象	再手術
ティシュ・エキスパンダー	血腫：1/35	0
ブレスト・インプラント	感染：1/16	1（入れ替え）
穿通枝皮弁移植	移植組織壊死：0/64	0
腹直筋皮弁移植	移植組織壊死：0/5	0
広背筋皮弁移植	移植組織壊死：0/6	0
計	2/126（1.6％）	1/126（0.8％）

表　当院の乳房再建の成績（2007〜2015年）

Q 相談や診察は、どうすればよいですか？

A　病診連携で、主治医に紹介してもらうか、当科を受診してください。担当医は火曜の午前診です。また、セカンド・オピニオンは月曜午後に行っています。

一言メモ

- 乳房再建法には、人工乳房と自家組織によるものがあります。しかし、どちらかを自由に選んでよいものではありません。選択する上での重要な因子となるのは、患者さんの再建しようとする乳房の形態、受けられた治療方法、将来の妊孕性です。
- 乳房再建は1回で完結する場合もありますが、乳頭・乳輪の再建や変形に対する治療が必要な場合もあります。

Q & A方式

香川大学医学部附属病院の最新治療——子宮頸がん

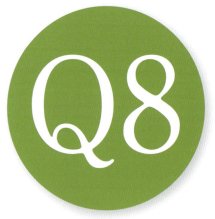

子宮頸がんは予防可能ですか？

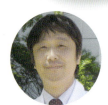

総合周産期母子医療センター
准教授
かねにし けんじ
金西 賢治

Q 子宮頸がんはうつる（感染）病気ですか？

　子宮頸がんは全世界で毎年約50万人がかかり、約27万人が亡くなっています。国内では40歳以下の女性に発生するがんでは乳がんに次いで多く、近年は若年層（20歳代）での罹患率（注1）の増加が問題となっています。

なぜ若年での罹患率が高くなっているのでしょうか？ 1983（昭和58）年にzurHausen博士（ドイツ）が世界で初めて子宮頸がんからHPV（human papilloma virus）を検出し、子宮頸がんの90％以上でこのHPVウイルス遺伝子が検出されることが分かってきました。子宮頸がんの発生にはHPVと呼ばれるウイルスが子宮頸部の基底膜細胞へ持続感染することが原因だということが知られることとなりました（図1）。近年、種々のアンケートの結果でも日本人の初交年齢は若年化しているとの調査結果が多く、性に対する意識はひと昔前に比べると大きく変化しています。こうした社会的な背景と重なり、若年者での子宮頸がんが増加する結果につながっています。

性交渉で感染すると聞くと、一般の方の多くはエイズで知られるHIVなどを連想し、恐ろしいイメージがあるかもしれませんが、ほとんどの女性では一過性の感染で終わり、自然に排出されるものと考えられています。性交渉経験がある健常女性を対象にした検査によると約10〜20％でHPVが認められ、

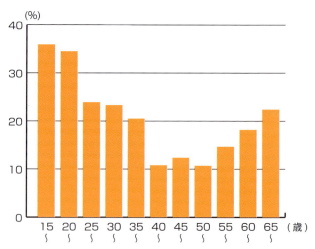

図2　子宮頸部細胞診正常の女性における発がん性HPVの検出頻度／グラフは日本人1517人の年齢別のHPV-DNA検査の検出率です。15〜19歳が最も高く、54歳まで緩やかに低下し、その後再上昇することが分かります
Onuki M et al: Cancer Sci 100（7）; 1312-1316（2009）

注）
1. 罹患率／対応する人口に対して、一定期間に病気になった患者の割合。
2. 複合性局所疼痛症候群／何らかの外傷などをきっかけに、慢性的な痛みや自律神経障害症状を呈する疾患で、難治性の慢性疼痛症候群です。近年、HPVワクチン接種との関連性が指摘され、因果関係について現在、調査が行われています。

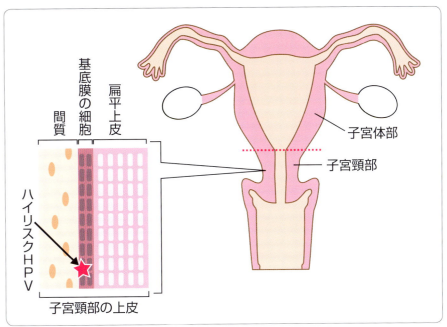

図1　発がん性が高いハイリスクのHPVが性交渉などによって、子宮頸部の基底膜細胞に感染することから子宮頸がんの前がん病変が発症していきます

約80％の女性が、生涯に一度は感染すると考えられています。ウイルスが自然に排出されずに持続感染した場合、数年から数十年の経過で子宮頸がんに進行すると考えられています。

しかし、浸潤がんにまで達するのは感染者の1000人に1人くらいとも考えられています。女性生殖器に感染するHPVはその遺伝子型により100種類以上が知られており、そのうち子宮頸がんに関与するハイリスク型HPV13種類の有無を調べる検査がHPV-DNA検査です。日本人の子宮頸がん検診で細胞診正常女性のHPV-DNA検査による研究では、若年者ほど高率にHPV-DNAが検出され、その後、抗体などの獲得などによって自然に排出され、一部で持続感染していることが分かります（図2）。

 子宮頸がんは予防できる病気ですか？

　子宮頸がんの予防には一次予防と二次予防があります。病因のほとんどがHPVの感染なので、これを防ぐことが一次予防です。性生活の習慣に気をつけることが重要です。コンドームの使用はHPV感染を70％減らすことができるとの報告もあります。

そして、もう1つの予防法として問題になっているのがHPVのワクチンです。日本では2010年から公費助成が始まり、中学生の女子を中心にワクチン接種が推奨されましたが、複合性局所疼痛症候群（注2）などの副作用の報告があり、現在は厚労省から積極的な接種勧奨が中止されているのが現状です。

これらの問題に対し、日本産科婦人科学会を中心に現在専門医による検討会が行われ、積極的接種勧奨の再開の是非を審議しています。二次予防は従来から自治体を中心に行う細胞診による子宮頸がん検診です。最近ではHPV-DNA検査の併用が診断精度を上げることから、一部の自治体で住民検診や人間ドックなどの任意検診にも取り入れられています。

子宮頸がんはHPVワクチンによって、その多くは予防可能であり、がん検診による早期発見が高い頻度で死亡を防ぐことができるがんです。当院は予防的な観点から、より安全なワクチン接種の在り方と合併症への不安に対し、複数の診療科と連携して対応するよう努力していきます。

Q&A方式

香川大学医学部附属病院の最新治療──のどの病気

Q9 咽喉頭がんの低侵襲手術って、どんな治療？

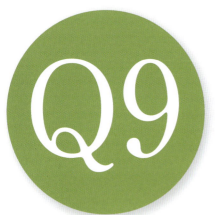

耳鼻咽喉科・
頭頸部外科 教授
星川 広史
（ほしかわ ひろし）

耳鼻咽喉科・
頭頸部外科 助教
森 照茂
（もり てるしげ）

Q 咽喉頭（いんこうとう）がんって、何？

A 咽喉頭という言葉は、多くの人にとって聞き慣れない言葉で分かりにくいと思います。舌や口、のど、顎（あご）、耳、鼻、頸部（けいぶ）などの部分にできるがんが頭頸部（とうけいぶ）がんです。このうち、のど（咽頭・喉頭）にできるがんを咽喉頭がんと言います（図1）。その多くは酒、たばこが原因となることが知られています。

しかし最近では、子宮頸がんや性感染症に関与するパピローマウイルスが原因の咽喉頭がんも増えてきており、酒、たばこをやらないので咽喉頭がんになる心配はない、ということはありません。

Q 咽喉頭がんの低侵襲手術（ていしんしゅうしゅじゅつ）って、何？

A 頭頸部がんの基本手術は、頸部にメスを入れてがんを切除することです。しかし、咽喉頭がんについては、頸部にメスを入れずにがんを切除することが可能な場合があります。がんので

きた場所や広がりなどを正確に把握し、特殊な開口器（口を広げる器械）と内視鏡を駆使することで口からがんを切除できるケースもあります。患者さんへの負担を減らすことができる内視鏡手術の方が、咽喉頭がんに対する低侵襲手術と言えるでしょう。

内視鏡手術の方法については2種類あり、TOVS（トランスオーラル ビデオラリンゴスコーピック サージェリー）（Transoral Videolaryngoscopic Surgery）・ELPS（エンドスコーピック ラリンゴ ファリンギアル サージェリー）（Endoscopic Laryngo-pharyngeal Surgery）と言います。TOVS・ELPSは咽喉頭がんの約30％に適応があり、特に早期がんについては良い方法と言えます。私たちは適応のある患者さんには積極的にTOVS・ELPSという低侵襲手術を行っています。

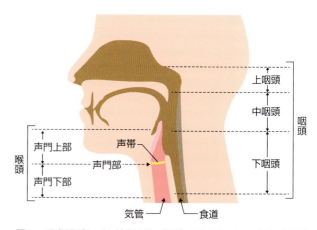

図1　咽喉頭がん／のど（咽頭・喉頭）は場所によって細かく分類されています。それぞれの部位にできたがんをまとめて咽喉頭がんと言います

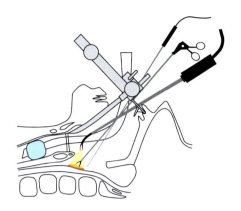
図2　TOVSの手術方法／硬性内視鏡（胸やお腹の内視鏡手術時に使用するもの）を使って行う

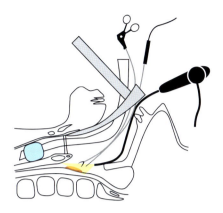
図3　ELPSの手術方法／軟性内視鏡（耳鼻咽喉科診療で使用するもの）を使って行う

Q TOVS・ELPSはどのように行いますか？

A TOVS・ELPSは全身麻酔下で行う手術です（写真）。手術の際にはFK-WOリトラクター®、佐藤式咽喉頭直達鏡®、Werrda型拡張型喉頭鏡®という特殊な開口器を用いて口を広げ、口の中に手術用器具を入れて行います。手術部位を詳しく確認するために、TOVSでは基本的には硬性内視鏡（胸やお腹の内視鏡手術で用いる内視鏡）を使用します（図2）。ELPSでは軟性内視鏡（耳鼻咽喉科診療の検査で使う内視鏡）を使用しますが、場合によっては複数本の軟性内視鏡を口の中に入れて手術を行います（図3）。手術操作に使用する電気メスや鉗子（組織をつかむ器械）はさまざまなものを用意しており、操作ごとに使い分けています。

実はこのFK-WOリトラクター®を用いたTOVSは、手術支援ロボットda Vinciシステムを使用する際にも適しています。既に海外では咽喉頭がんに対して手術支援ロボットda Vinciシステムを用いた咽喉頭がんの低侵襲手術TORS（Transoral robotic surgery）が積極的に行われています。現在、国内では3施設で高度先進医療として行われていますが、当院もTORSの実施に向けて準備を進めています。TORSがTOVS・ELPSより優れている点も多くあるのは事実ですが、それぞれの手術方法の利点を取り入れることが重要です。がんができた場所によっては切除が難しいがんを、TOVS・ELPS・TORSを適切に組み合わせることで、より安全に切除することができるようになります。

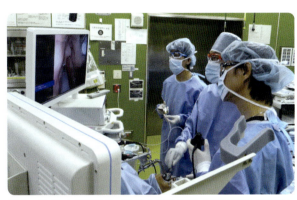
写真　ELPSの手術風景／軟性内視鏡を用いて咽頭がんを切除しているところ。写真左側のモニターに内視鏡画像を映し、手術を行っています。当科ではがんを切除する術者（写真中央）、手術の補助をする助手（写真左）、内視鏡を操作する助手（写真右）と3人以上で手術を行うようにしています

一言メモ

1. TOVS・ELPSは咽喉頭がんに対する低侵襲手術です。咽喉頭がんの約30％に適応があり、特に早期がんの場合は、良い適応になります。当科では手術適応のある患者さんには積極的にTOVS・ELPSを行っています。

2. 当科でも数年後には手術支援ロボットda Vinciシステムを用いた咽喉頭がんの低侵襲手術TORSが行えるよう準備を進めています。

Q&A方式

香川大学医学部附属病院の最新治療——骨の病気

Q10 悪性骨腫瘍の最新の診断と治療法とは？

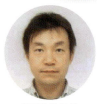

整形外科 助教
山上 佳樹
やまがみ よしき

Q 整形外科を受診した際に「骨に影があります」と言われましたが？

A 痛みがあって整形外科を受診すると、まずX線で骨折の有無や関節の状態を確認します。その際、偶然に骨腫瘍を指摘されることは少なくありません。しかし、原発性悪性骨腫瘍は人口100万人（香川県の人口）に対して年間2〜4人の発生率という、非常にまれな病気なので、骨の影をすぐに悪性骨腫瘍と結びつける必要はありません。

骨もしくは軟骨に生じ、勝手に骨や軟骨を作る腫瘍を総称して骨腫瘍と言います。そこには性質が少しずつ異なる多数の腫瘍が含まれており、良性骨腫瘍、中間悪性骨腫瘍、悪性骨腫瘍に分類します。悪性骨腫瘍には、骨肉腫に代表される原発性骨腫瘍と、肺がんや乳がんの骨への転移に代表される転移性骨腫瘍がありますが、実際は転移性骨腫瘍が大半を占めます。若年者ではスポーツ中の、高齢者では転倒による骨折により骨腫瘍の存在が明らかになることもあります。

Q どうやって診断しますか？

A 骨腫瘍はほとんどの場合、単純X線像に異常が見られるとされています。この時点でまず病気の存在を疑い、当院では骨の形を詳細に把握できるCT検査、腫瘍の性質を評価する造影MRI検査、骨代謝の活動性を見る骨シンチ検査、良悪性をある程度判断できるPET検査などの詳細な画像検査を行います。それでもなお、悪性骨腫瘍の可能性が否定できない場合、実際に腫瘍の一部分を切除する切開生検術によって、病理組織検査（顕微鏡による細胞の検査）を行い確定診断します。なお、悪性骨腫瘍を診断できる腫瘍マーカーは残念ながらまだありません。

Q どんな治療を行っていますか？

A 良性骨腫瘍については、病巣を取り去り、その空洞を人工骨でふさぎます。人工骨はいずれ吸収され、自分の骨に置き換わり治癒します。悪性骨腫瘍では、原則的に手術、化学療法、放射線治療の組み合わせによる治療が必要です。その順番や組み合わせは腫瘍ごとに異なります。しかし、悪

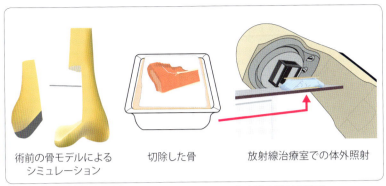

図　術中体外照射／骨モデルによるシミュレーションと実際の照射の様子

術前の骨モデルによるシミュレーション　切除した骨　放射線治療室での体外照射

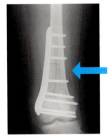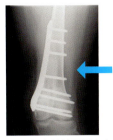

写真1　17歳女性。骨肉腫。術中体外照射自家骨移植術
術直後（左）と術後8か月（右）経過時。移植骨の境界が不明瞭化（矢印）

性骨腫瘍の中には化学療法、放射線治療の効果が得られにくい腫瘍もあることから、治療は手術が中心となります。

悪性骨腫瘍の手術では、腫瘍の再発予防のため広範囲に腫瘍を切除する必要があります。悪性骨腫瘍は関節の近くに発生するケースが多く、病変の位置によって関節を残して手術をする場合と、人工関節を用いて手術を行う場合に分かれます。

当院は、化学療法との組み合わせによって、できるだけ腫瘍を小さくした上で、関節を残すことができる場合は、放射線照射によって悪性細胞を不活化し、自分の骨を再度利用する術中体外照射自家骨移植術を用いて関節を温存しています（図、写真1）。また、関節が温存できないと判断した場合には、実績のある腫瘍用人工関節を用いて術後の機能維持を図っています（写真2）。

しかし、当院は非常に活動的な治療サポートチームがあり、治療のあらゆる段階において治療を受ける患者さんを見守る体制を整えています。整形外科の主治医、看護師に限らず、それぞれの専門性を持つ医師、看護師による病気、治療に対する不安へのサポート、化学療法中の副作用への対処、食事メニューの相談、術後の痛みのコントロール、リハビリチームによる機能回復支援など、サポートチーム全員で治療プランを支えています。安心して治療を受けていただける体制を自負しています。

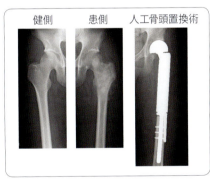

写真2　22歳男性。骨肉腫。比較のために両側を提示しました。病変が大腿骨頭に及ぶため、人工骨頭置換術を施行

Q 治療期間はどのくらいかかりますか？

A 悪性骨腫瘍の治療は、前述のように手術、化学療法、放射線治療の組み合わせで行います。そのため、腫瘍の種類によっては約1年間の治療期間を要し、さらに、その後も厳密な経過観察が必要になります。また、四肢の広範囲な切除を伴う手術を行うと機能を一部失うことで機能障害を生じる場合もあります。

一言メモ

1. 悪性骨腫瘍は初期段階での正確な診断が最も大切です。
2. 化学療法と組み合わせた四肢機能の温存術を行っています。
3. サポートチームがあなたの治療を支えます。

Q&A方式

香川大学医学部附属病院の最新治療──放射線治療

Q11 放射線治療って、がんを治療するのですか？

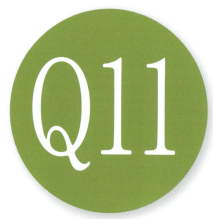

放射線治療科 助教
髙橋 重雄（たかはし しげお）

Q 放射線治療って、どんな治療？

A　放射線治療はがんを切除しないで治す治療です。一般的には、リニアックという放射線を出す機械を使って、腫瘍（しゅよう）に体の外から放射線を照射する、外照射という治療を行います（外照射の基本的な流れを「写真1〜3」に示します）。外照射以外に、特殊な機械を使用して、体の中から放射線を照射する、小線源治療（組織内照射）という治療を行う場合もあります。治療対象となるがんは、脳、頭頸部（とうけいぶ）、食道、肺、乳房、前立腺（ぜんりつせん）、子宮、血液腫瘍など多岐にわたります。がん以外では、ケロイドのような良性の病気に対して治療を行うこともあります。がんの進行度合いに応じて、がんを治す治療（根治照射）、手術と組み合わせる治療（術前照射や術後照射）、症状を和らげる治療（緩和照射）の中から、方針を決めます。

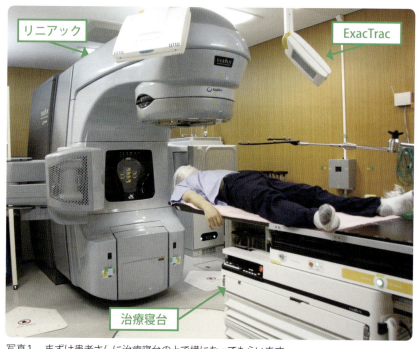

写真1　まずは患者さんに治療寝台の上で横になってもらいます

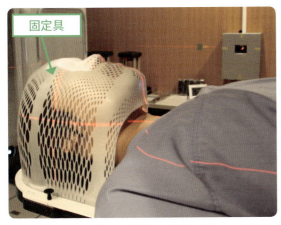

写真2　次にレーザーで位置合わせを行います。より正確な位置合わせを行うために、必要に応じて固定具を装着します

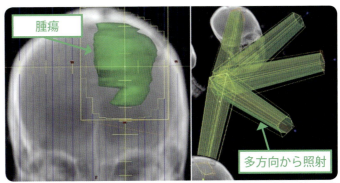

写真3　ExacTracでさらに正確な位置合わせを行った後、腫瘍に対し多方向から放射線を照射します

Q 手術ができず、放射線治療を勧められました。治る見込みがないのでしょうか？

A がんの進行度合いによっては、手術で切除できなくても、放射線治療で治る見込みがあります。抗がん剤と放射線治療を組み合わせる治療（化学放射線療法）が行われるようになってから、ますます治るようになってきています。当院は、対象となるがんを専門とする主治医と連携しながら化学放射線療法を行っています。また、がんを治す治療として、外照射だけでなく小線源治療も行っています。代表的なものとして、子宮や膣のがんの治療（腔内照射）や、前立腺のがんの治療（密封小線源永久挿入療法）を行っています。

Q 仕事を続けながら放射線治療を受けたいのですが？

A 放射線治療の多くは、平日だけで1日1回、合計25～35回、5～7週にわたって行います。1回当たり10～30分で終わりますので、入院が必要でなければ、通院で治療を受けられます。医師から特に制限がなければ、仕事を続けていただいて構いません。

Q 放射線治療の機械が新しくなったと聞きました。メリットは？

A 放射線治療では、放射線を照射する範囲の設定と照射時の位置合わせが重要になります。この両方に機械が新しくなったメリットがあります。範囲については、従来より細かく設定できるようになりました。また、4D-CTという機能によって、呼吸で動く腫瘍をCT上で確認しながら、より正確に範囲を設定できるようになりました。位置合わせは、画像誘導放射線治療（Image-guided radiotherapy: IGRT）により、従来より正確な位置合わせが行えるようになりました。ExacTracという位置合わせ専用の機械も導入したことで、さらに正確な位置合わせが可能になりました。

一言メモ

1. 放射線治療は、がんを切除せずに治す治療です。
2. 手術で切除できなくても、がんの進行度合いによっては、放射線治療で治る見込みがあります。
3. 医師から特に制限がなければ、仕事を続けながら通院で治療を受けられます。
4. 機械が新しくなったことで、より良い放射線治療を提供できるようになっています。

Q&A方式

香川大学医学部附属病院の最新治療——画像下治療

Q12 IVRって、どんな治療法なの？

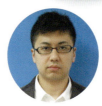
放射線診断科
医員
みたむらかつや
三田村 克哉

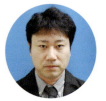
放射線診断科
助教（学内講師）
さのむらたかゆき
佐野村 隆行

Q IVRって、何？

A　IVR（アイ・ブイ・アール）とは、Interventional Radiology（インターベンショナルラジオロジー）の略で、日本語では「画像下治療」と訳されます。文字通り、X線透視やCT、超音波などの画像診断装置で体の中を透かして見ながら、病気やケガの診断、治療を行います。IVRには大きく分けて、血管に細い管（カテーテル）を通して病変にアプローチする「血管系IVR」（図1、2）と、肝臓、腎臓、肺などの臓器に体の表面から針を刺して直接アプローチする「非血管系IVR」（写真）があります。今やIVRはさまざまな領域で大きな役割を担っており、欠くことのできない医療となっています。また、今日のIVRにおける器具の開発や技術の進歩は目覚しく、治療成績も飛躍的に向上しています。

Q IVRのメリット、デメリットは？

A　IVRは、外科手術のようにメスで胸やお腹を切ることなく、体の奥にある血管や臓器の治療ができる方法です。そのため、患者さんの体への負担が圧倒的に少ないという点が最大のメリットです。医療器具を入れる穴も数ミリ程度のため、傷も手術と比べて小さく、入院期間も短くてすみます。また、局所麻酔で行う治療がほとんどで、全身麻酔が行えない高齢の方や全身状態が悪い患者さんでも治療可能となる場合があります。

一方で、放射線を発生する機器を使用するため、一定量の放射線にさらされる（被曝する）のも事実です。そのため、治療前に医師から被曝による危険性と治療効果の関係についての説明をしっかりと聞き、患者さん自身で治療を受けるかどうかを判断していただく必要があります。とはいえ、IVRの被曝量は体に影響を及ぼすレベルより格段に少なくなっています。放射線診断科では年間450例ほどのIVRを行っていますが、放射線被曝との関連が明らかな合併症や副作用は起きていません。

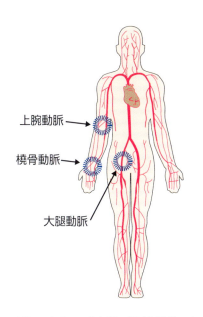

図1 カテーテルを脚の付け根や腕の血管から入れ、目的の場所まで進めます

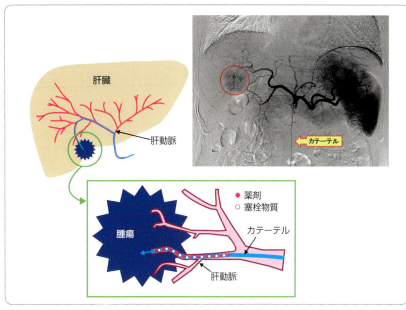

図2 肝臓がんの患者さん。腫瘍（赤丸）に向かう血管にカテーテルを進めて、抗がん剤を注入します

Q IVRでは具体的にどんな疾患が治療できるの？

A 治療できる疾患が非常に幅広いのもIVRの特徴の1つです。私たちの体の中には隅々まで血管が張り巡らされているため、血管をたどって肝臓などの臓器までカテーテルを持っていき、抗がん剤を注入したり、がんの成長に必要な血液をがんに届かないようにしたりすることができます。また、交通事故による骨盤骨折など一刻も早い止血が必要な場合には、造影剤（X線で血液の流れが確認できる液体）が漏れている場所、つまり出血している場所を探し当て、同時に止血することも可能です。

血液検査や画像検査で診断の難しい疾患に対する生検も行っています。生検とは体の外から針を刺し、CTや超音波を用いてリアルタイムで針先を確認しながら、腫瘍やリンパ節などの組織を採取する方法です。これにより正確な診断が行えるのはもちろん、治療方針の決定にも役立ちます。

このように放射線診断科ではがん診療や救急医療をはじめ、病院内の多くの診療科や部署と連携しながら、さまざまな疾患の診断、治療に取り組んでいます。また、IVR外来を設けて治療の方法や適応についての相談も行っています。

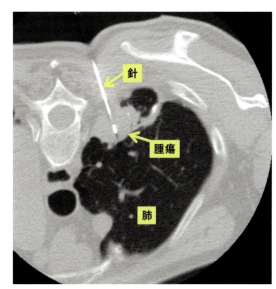

写真 肺生検。CTで腫瘍の位置を確認しながら、針を刺して組織を採取します

一言メモ

1. IVRは全身の幅広い疾患に対応することができ、患者さんへの負担が極めて少ない診断、治療法です。
2. 当院では多くの診療科と連携し、年間450例ほどのIVRを行っています。主治医と相談の上、IVR外来を受診してください。

Q & A方式

香川大学医学部附属病院の最新治療——膵臓の病気

Q13 膵臓移植って、どんな治療?

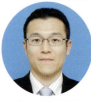
消化器外科 助教
おおしま みのる
大島 稔

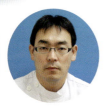
消化器外科 助教
やまもと なおき
山本 尚樹

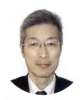
消化器外科 准教授
おかの けいいち
岡野 圭一

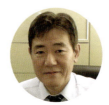
消化器外科 教授
すずき やすゆき
鈴木 康之

Q 膵臓移植は誰に対する治療? 1型糖尿病って、何?

A　皆さんがよく耳にする糖尿病には2種類あることをご存知でしょうか。膵臓から分泌されて血糖値を下げるホルモンであるインスリンが、相対的に不足して発症するのが2型糖尿病で、代表的な生活習慣病の1つです。これに対して、インスリンを分泌する膵臓の細胞が自己免疫などにより破壊されて、インスリン分泌が枯渇して発症するのが1型糖尿病で、全糖尿病患者さんの5%以下とされています。若年発症が多い1型糖尿病の場合は生涯にわたり毎日頻回のインスリン注射が必要不可欠で、血糖管理に難渋することもあります。

さらに、多くの1型糖尿病の患者さんは発症からの期間が長くなるにつれ心疾患や腎障害、網膜症による視力障害、神経障害など糖尿病によるさまざまな合併症に悩まされます。1型糖尿病の根本的な治療は膵臓移植です。

Q 脳死膵臓移植って、どんな治療?

A　頭部外傷や脳疾患などにより脳死と診断された方(ドナー)から膵臓を提供していただき、1型糖尿病の患者さんに膵臓を移植するのが脳死膵臓移植です(図1、写真)。術後は移植された膵臓から適切な量のインスリンが分泌され、良好な血糖値を維持することができるため、インスリン注射は不要になります。さらに膵臓移植は糖尿病によるさまざまな合併症の進行を止め、時には合併症の改善が望めます。また、1型糖尿病で腎不全を合併し、血液透析を受けている患者さんには膵臓と腎臓を同時に移植します(膵腎同時移植、図1右)。これによって血液透析からも離脱できます。

当院を含めて全国17施設が「膵臓移植実施施設」に認定され、当院では2010(平成22)年以降、継続的に膵臓移植を実施しています。膵臓移植は薬剤(免疫抑制剤)や手術後管理法などの進歩によって成績は年々向上しており、移植後3年では約8割の患者さんが、インスリン注射が不要な状態を維持されています。膵臓移植および膵腎同時移植は1型糖尿病の患者さんのQOL(キューオーエル)(日常的、社会的生活の質)

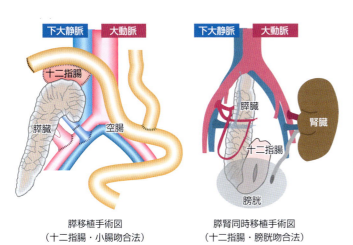

図1　膵臓移植・膵腎同時移植の図
（膵臓移植中央調整委員会編　膵臓移植に関する実施要綱より）

の改善だけでなく、生命予後の延長につながる有効な治療手段で、健康保険の適用が認められています。

Q 脳死移植医療って、どんな医療？

A 現在では移植医療も日常的な治療の１つとして認知されていますが、一般の皆さんにとっては、まだまだ馴染みの深い医療ではないかもしれません。特に「脳死」に関しては、あまり触れたくない話題として扱われてしまうことさえあります。しかし、自分や大切な人が、そのような状況に陥ったとき、皆さんはどのように思われるでしょうか。いろいろな考え方があって当然であり、臓器移植法では臓器を提供する権利とともに提供しない権利も保障しています（図２）。「死」から目を背けず、「死」について真剣に考えることは、自分や周りの人たちの尊い命を大切にし、精いっぱい生きることにつながるのではないでしょうか。香川県では「いのちのリレー財団」が中心となり、当院を含む県内の複数の病院が連携して移植医療に真摯に取り組んでいます。脳死による臓器提供により救われる命があることをぜひ知ってください。皆さんの家庭で、職場で、学校で、移植医療や脳死について考える機会を持たれてみてはいかがでしょうか。

写真　膵臓移植の術中写真（移植する前の膵臓）／ドナーから摘出した膵臓を患者さん（レシピエント）に移植するための処置

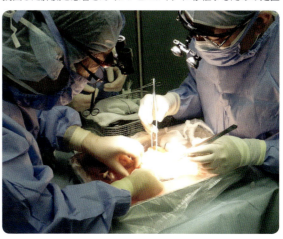

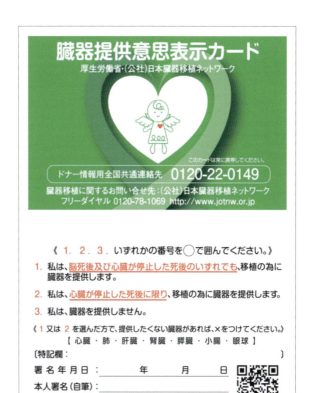

図2　臓器提供意思表示カード（日本臓器移植ネットワークより）

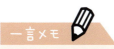

当院では多くの診療科が連携して１型糖尿病の患者さんに対する膵臓移植（膵腎同時移植）を実施しています。膵臓移植は１型糖尿病の患者さんのQOLを大きく改善し、社会復帰を可能にするとともに生命予後を延長することができる有効な治療法です。

Q&A方式

香川大学医学部附属病院の最新治療——腎臓の病気

Q14 腎移植とは、どんな治療ですか？誰でも受けられますか？

泌尿器・副腎・腎移植外科 講師
上田 修史（うえだ のぶふみ）

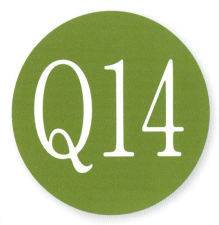

Q 腎移植と透析のどちらを勧めますか？

A 末期腎不全の治療（腎代替療法）には、透析（血液透析、腹膜透析）と腎移植があります。腎移植を受けた患者さんが、（移植を待っている）透析患者さんよりも急性心筋梗塞の発症が少ないという報告があり（図1）、ほかにも合併症（心臓血管系、骨、感染症など）の割合や生存率に関しては移植の方が優れているとされています。また透析は、束縛される時間が長く手間がかかることなどから、QOL（生活の質）も移植のほうが良好とされています。

一方腎移植では、移植した腎臓に対する生体拒否反応（拒絶反応）を予防するために免疫抑制剤を服用し続ける必要がありますが、腎移植手術を受けた患者さんはほぼ通常の生活を送ることができます。当院での腎移植の生着率（移植した腎臓が機能している割合）は、3年で96％、5年で95％と、多くの患者さんが長期間、透析をすることなく過ごせています。

Q 誰でも腎移植を受けられますか？

A 腎代替療法として腎移植は優れた治療法ですが、腎臓の提供者（ドナー）が必要となります。

また、腎不全患者さんの全員が腎移植を受けられるわけではありません。先に述べましたように、移植後には生涯にわたり免疫抑制剤を使用する必要がありますが、感染や悪性腫瘍があると免疫抑制の状態を保つことが難しいため、腎移植の適応にはなりません。また、さまざまな持病などによって全身状

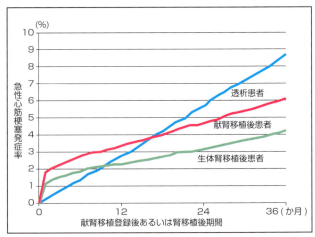

図1　腎移植患者と透析患者（献腎移植待機中）の急性心筋梗塞の発症率

文献より引用改編（文献：J Am SocNephrol. 2006 Mar;17（3）:900-7. Epub 2006 Feb 15.Acute myocardial infarction and kidney transplantation.Kasiske BL, Maclean JR, Snyder JJ.）

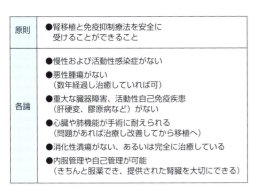

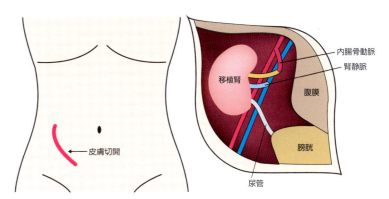

表　腎移植を受けることのできる条件

図2　左：皮膚切開線　右：皮膚を切開し、骨盤内に腎臓を移植したイメージ／腎臓には「動脈」「静脈」「尿管」の3本の管があり、それぞれを「腸骨動脈」「腸骨静脈」「膀胱」につなぎます

態が悪ければ手術はできません。腎移植を受けることができる一般的な条件は、「表」の通りです。

腎臓は誰からもらえるのですか？

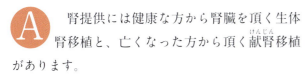　腎提供には健康な方から腎臓を頂く生体腎移植と、亡くなった方から頂く献腎移植があります。

　生体腎移植の場合は、原則として身内からの腎提供が必要です。もちろん、自由意思による善意の提供であることが必須条件です。提供者がおられる場合には、当院の腎移植外来を受診していただき話を進めていきます。この場合、腎移植を受ける方（レシピエント）と腎を提供いただく方（ドナー）との腎臓の相性の検査（クロスマッチ）や全身検査を行い、移植可能かどうかの判断を行います。一方、献腎移植を希望される場合には日本臓器移植ネットワークに登録する必要がありますので、各透析担当医師、あるいは当院の腎移植専門医師に相談してください。

　以前は血液型が異なっていると腎移植はできませんでしたが、近年は医療の進歩で同一の血液型でなくても、血がつながっていない夫婦間の移植であっても良い結果を上げています。ただし倫理的な観点から、原則として親族（6親等以内の血族と3親等以内の姻族）以外の非血縁者間での生体腎移植は行うことができません。親族以外の第三者が腎提供者となる場合は、提供意思が強制でないこと、金銭の授受などが行われないことなどを厳正に審査するよう倫理指針で定められています。

腎移植手術はどのようにしているのですか？

　当院では移植手術の1〜2週間前から入院していただき、免疫抑制剤の投与を開始して手術に向けての準備を行います。

　手術はお腹の右下の皮膚を約15cm切開し、骨盤内（腸骨窩）に腎臓を移植します（図2）。

　経過が安定していれば、手術後3〜4週間ほどで退院可能です。ただし、術後しばらくは拒絶反応や感染症などの合併症が起こりやすいため、合併症が起きないか、移植した腎臓がうまく働いているかどうかなどを慎重にみていく必要があります。

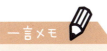

　腎代替療法として腎移植は非常に優れた治療法です。腎移植を希望される場合や、腎移植について相談したい場合は、当院の腎移植外来を受診してください。

Q&A方式

香川大学医学部附属病院の最新治療——血液の病気

Q15 造血幹細胞移植とは、どんな治療？

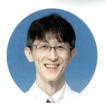

血液内科 講師
いまたき おさむ
今滝 修

Q 造血幹細胞移植って、何？

　「造血幹細胞」とは何でしょうか？　それは「血液の元となる細胞」のことで、造血幹細胞が皆さんの体の中で、一生分の血液を造り続けます（図1）。血液がんや造血不全の患者さんでは、自分の正常な血液細胞が、がんに侵されていたり、うまく増加できなかったりすることから、そのままでは次第に血液がなくなって致命的になります。そこでこの造血幹細胞を一部分けてもらうことができれば、血液がんや造血不全の患者さんの体内で、自分の血液に代わって血が増えるようになります。血液を造り続ける造血幹細胞は、従来骨髄の中にしかないと考えられていましたが、医学研究によって、末梢血（血管を流れる血液）や臍帯血（赤ちゃんのへその緒にある血液）の中にも存在することが分かり（Q37「臍帯血移植って、どんな治療法ですか？」P106参照）、現在はそれらを使っても骨髄移植と同様に治療効果が得られることが分かっています。

「骨髄移植」「末梢血幹細胞移植」「臍帯血移植」の3つの移植手法を全てまとめて「造血幹細胞移植」と呼ぶようになりました。造血幹細胞移植とはこれ

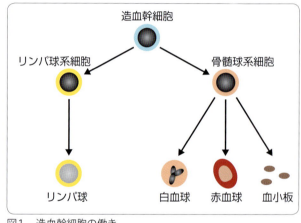

図1　造血幹細胞の働き

ら生体由来の3種類の造血幹細胞のうち、いずれかの提供を受けてはじめて成り立つ医療です（図2）。

Q 造血幹細胞移植のドナーとは？

　造血幹細胞移植（以下「移植」）を受ける際に、必要となる造血幹細胞を提供してくださる方をドナーと呼びます。移植にあたっては、前述のように骨髄と末梢血幹細胞と臍帯血の3つの造血幹細胞の種類を選ぶことができます。成人した方をドナーとして移植する場合には、その方の骨髄

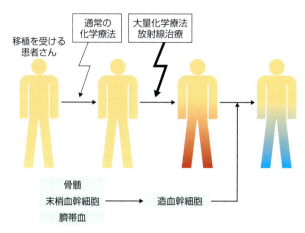

図2　造血幹細胞移植のあらまし／造血幹細胞移植を受ける患者さんはあらかじめ化学療法を受け、血液の状態を良くした上で、移植専用の大量化学療法(場合によっては放射線治療を追加)を受けてから、ドナー由来の造血幹細胞を移植します

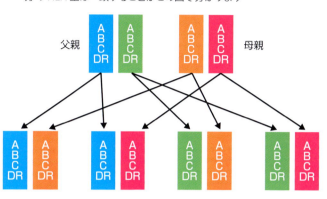

図3　HLA型／HLAとはヒト白血球抗原(human leukocyte antigen; HLA)のことで、生体内では自己と他者とを区別するための細胞タンパク質として機能しています。骨髄移植に限らず、腎移植や肝移植などの臓器移植でも、ドナーと患者であるレシピエントとのHLA型を合わせておくことが必要です。親子間で造血幹細胞移植をし合う場合、親子間では必ず半分のHLA型は一致することがこの図で分かります

か末梢血幹細胞か、臍帯血の場合には既にさい帯血バンクに凍結保存してある臍帯血の中から選びますが、その際にドナーの免疫の型と患者さんの免疫の型とが合ったものである必要があります。

　いわゆる血液型は赤血球が表面に持っているABOタンパク質抗原の4つの組み合わせでできる「赤血球の型」ですが、免疫の型とは白血球が表面に持っている自分と他者とを見分けるためのさまざまなHLA（エイチ・エル・エイ）抗原による何十万通りもの組み合わせでできる「白血球の型」です（図3）。このHLAの型を合わせたドナーを選定することが移植には重要です。

Q 移植のドナー探しって、大変ですか？

A　ABO式血液型が確率論的に20〜50％の頻度で合致するのに対して、HLA式免疫型は家族（血縁者）でもなければ、30万人に1人しか合いません。従って、骨髄バンクでHLA型の合ったドナー選定から移植になるまでに必要な期間は平均3か月、選定から移植に至るドナー候補者は4人に1人とされています。このような困難を解決

するためHLAの半分だけ一致している血縁者をドナーにして移植を行うHLA半合致移植（半分だけ合わせるという意味のHLA haplo-identicalから通称「ハプロ移植」と呼ばれています）を安全に実施できる技術が開発されています。現在、ハプロ移植はまだ臨床試験で行われる段階ですが、このドナー選定法での移植は、理論的に両親あるいはお子さんなど一親等の健康な家族であればどなたでもドナー候補になることができます。HLA半合致移植は、家族の中で必ずドナー候補者が得られるという点でドナー探しのいらない移植とされており、今後、移植を迅速にタイミングよく行いたい患者さんの朗報につながるものと有望視されています。当院は香川県内で唯一、ハプロ移植を正式に実施できる施設となっています。

一言メモ

造血幹細胞移植によって、血液がんになった方や血液が造れなくなった方の血液の働きを入れ替えて、健康な状態に戻すことが可能です。しかし、ドナー探しに多大な苦労が必要なことから、現在はドナー選択の幅が広がってきています。

Q&A方式

香川大学医学部附属病院の最新治療――パーキンソン病

Q16 パーキンソン病の新しい治療にはどんなものがありますか？

神経内科 科長（准教授）
出口 一志
でぐち かずし

Q どんな病気で、どんな症状が見られますか？

A ドパミン神経細胞は、中脳黒質から脳の中央付近にある線条体へと神経線維を伸ばし、そこでドパミンを放出します（図1）。線条体で放出されたドパミンは、筋肉の動きを調節し、スムーズな動作を可能にしています。パーキンソン病では、ドパミン神経細胞が減少することにより（図1）、線条体におけるドパミン放出量が減少します（図2）。その結果、運動の障害、すなわち、震える（振戦）、筋肉がこわばる（固縮）、動作が遅くなる（運動緩慢）などの症状が現れます（図3）。

さらにドパミン以外のシステムが関与する症状もしばしば合併します。便秘、においが分からない、睡眠中に手足をばたばたさせる、うつ気分などは代表的な合併症状であり、これらは運動障害が始まる数年前から存在していることもあります。まさにパーキンソン病は全身病といえる疾患です。

Q 理想的な治療とはどのようなものですか？

A 健常者の線条体内では、一定量のドパミンが常に放出されており、必要に応じてその量が増加します。ドパミンはドパミンを受け取る部位（ドパミン受容体）に情報を伝え、それによってスムーズな体の動きが可能になります。ところが、パーキンソン病ではドパミン神経減少のため、ドパミンの放出とドパミン受容体への情報伝達が断続的

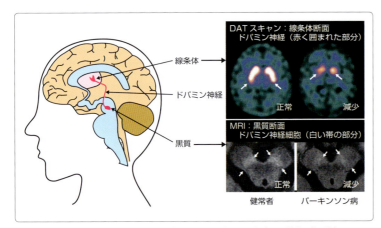

図1　黒質－線条体の神経連絡。パーキンソン病ではドパミン神経（細胞）が減少します

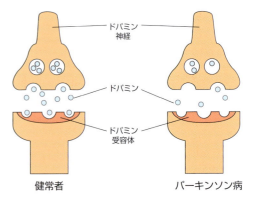

図2　パーキンソン病ではドパミン（○）放出量が減少し、うまく情報が伝達されません

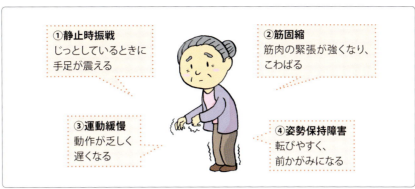

図3　パーキンソン病には早期からの症状（①〜③）と進行してからの症状（④）があります

になってしまいます（図2）。従って、ドパミンがドパミン受容体にスムーズに途切れることなく情報を伝達できるようにすることが理想的な治療ということになります。この治療はパーキンソン病の運動障害を改善させるだけでなく、薬物治療開始から数年後に現れる問題点、すなわち薬の効果が短時間で切れる（ウェアリング・オフ）、手足がくねくね勝手に動く（ジスキネジア）などの改善にも有効と考えられています。

現在、治療薬の中心はレボドパ（不足しているドパミンを補充する薬）とドパミン受容体刺激薬（ドパミンの代わりに受容体の働きを良くする薬）です。レボドパ（ネオドパストン®など）は症状の改善に最も有効ですが、比較的速く体の中から消失してしまうため、途切れなくドパミン受容体に情報を伝えることができません。そのためレボドパの消失を防ぐ薬（コムタン®）や線条体でのドパミン減少を防ぐ薬（エフピー®）が併用されます。ドパミン受容体刺激薬（ミラペックス®、レキップ®CR）は長時間、体内に残り、ドパミン受容体の働きを持続的に良くしますので、理想的な薬といえます。これらの飲み薬は、胃腸の動きが悪い患者さんでは腸管からの吸収が悪くなって効果が弱まります。その場合は、皮膚から吸収される貼付剤（ニュープロ®パッチ）が有効です。また、線条体の働きを調節する薬（トレリーフ®、ノウリアスト®）が、他の薬と併用して用いられています。

当科では科学的に有効性が確認された治療法をベースとして、理想的治療に近づく薬の処方を行っています。患者さんの状態は千差万別ですので、薬の組み合わせや飲み方などは患者さんの数だけあるといっても過言ではありません。パーキンソン病の治療はオーダーメードの時代を迎えたといえます。

Q 今後の展望について教えてください

A 効果が長時間持続するレボドパや、腸管内へ連続的にレボドパを注入する方法などが数年内に実用化される見込みです。また根治をめざした再生医療として、2016（平成28）年から京都大学iPS研究所において、自分自身のiPS細胞からドパミン神経の前段階の細胞を作製し、それを線条体に移植する治療が予定されています。ドパミンを作り出す酵素や神経を成長させる物質の遺伝子を線条体や黒質に導入する治療も一定の成果を挙げています。さらにパーキンソン病の脳内に蓄積する異常な物質を除去するワクチンの臨床試験が始まろうとしています。

一言メモ

次のような症状は神経内科の病気かもしれません。手足に力が入らない、手足の筋肉がやせた、手足がしびれる、動作が鈍い、歩きにくい、ふらつく、転ぶ、ろれつが回らない、震える、痙攣が起こる、意識がなくなる、物忘れ、頭痛など。初診時には必ず神経内科専門医が対応しています。

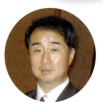

Q&A方式

香川大学医学部附属病院の最新治療——認知症

認知症って、治るの？

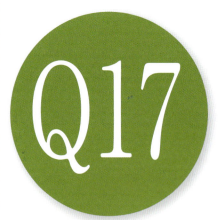

精神科神経科 教授
なかむら ゆう
中村 祐

Q 認知症の原因は？

認知症は、以前は「痴ほう」と呼ばれ、珍しい病気でした。しかし、今では、その病名を知らない人が少数でしょう。その理由は、長寿社会になったからです。認知症の大部分を占める「アルツハイマー型認知症」の最大の原因が加齢です。5歳増えると、認知症になる確率は約2倍上昇します（図1）。そのため、長生きをすればするほど、認知症から逃れることが難しくなります。アルツハイマー型認知症では、アミロイドというタンパク質が脳にたまり、その影響で神経細胞が死にやすくなっていることが分かってきました。

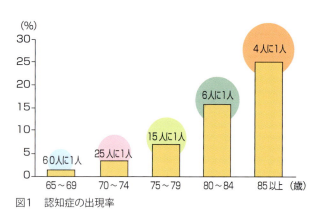

図1　認知症の出現率

Q 認知症を予防したり、治す薬はありますか？

世界中の製薬会社が認知症を治す薬の開発に取り組んでいます。前述のように、アルツハイマー型認知症では、脳にアミロイドというタンパク質がたまります。このアミロイドを減らすか、その毒性を中和できれば、認知症の治療になると考えられ、薬剤開発が盛んに行われています。近い将来、認知症の発症を遅らせたり、その進行を遅らせたりする薬ができるかもしれません。

Q 現在、認知症に効く薬はありますか？

現在、使用できる認知症の薬は4つあります。そのうちの3つはアセチルコリンの分解を抑える薬です（図2）。残りの1つはNMDA受容体というところに作用する薬です。作用の異なる薬を併せて使うこともできます。これらの薬は、認知症の症状の緩和と進行を緩和する働きがあります。認知症でよく見られる「元気がない、ぼんやり

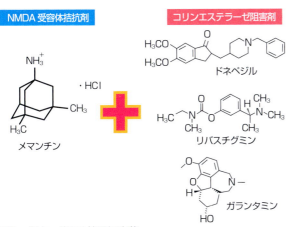

図2　現在、使える抗認知症薬

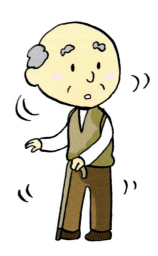

図3　認知症の時間（自然）経過と抗認知症薬による治療効果

している」「落ち着かない、イライラする」などの症状に効果を発揮します。進行が遅くなると、本人も家族も落ち着いて「認知症の進行」に向き合えます。100歳の人に少々物忘れがあっても誰も心配はしません。しかし、70歳の人だと大変です。認知症の問題の本質は、脳の機能の老化が急に、または早く起こることにあるからです。従って認知症の進行を遅らせることは大変重要なことです（図3）。

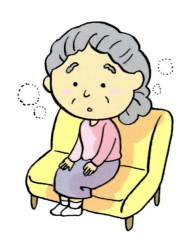

一言メモ

1. 認知症の最大の原因は加齢です。
2. 認知症を根本的に予防したり、治す薬はありません。
3. 認知症と付き合っていく上で役に立つ薬はあります。どうせ治らないから診断を受けても無駄だと考えず、もし、認知症の疑いがあれば医療機関に受診しましょう。

Q&A方式
香川大学医学部附属病院の最新治療──脳の病気

Q18 脳卒中は切らずに治すこともできるの？

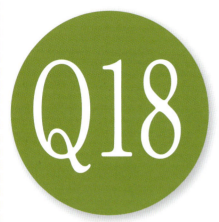

脳神経外科 講師
かわにし まさひこ
川西 正彦

Q 脳卒中って、どんな病気？

A 脳卒中とは、脳の血管が破れたり、詰まったりして起こる病気です。血管が破れると、くも膜下出血や脳内出血を、血管が詰まると脳梗塞を起こします。いずれの病気も出血した場所や詰まった血管の部位によって、手足が動かなくなったり、話ができなくなったりするような後遺症が残り、重症の場合には死亡することもあります。

Q 脳卒中にならないためには、どうすればいいの？

A 脳卒中は、一度起こしてしまうと重い後遺症が残ってしまう可能性があります。最も大切なことは起こさないように予防することです。軽い運動とともに、禁煙や多量の飲酒は控えるといった日常的にできる予防があります。高血圧や糖尿病、高コレステロールなどの生活習慣病といわれる病気を薬でコントロールすることが重要です。そういった生活習慣病で治療中の人や近縁に脳卒中になった方がいる場合には、一度、脳MR検査を受けて、脳卒中を起こす原因となる疾患の早期の診断、治療を行うことも予防につながります。

Q 脳MR検査で血管の異常が見つかったらどうするの？

A まずは専門の医師に相談しましょう。血管が破れそうな疾患と詰まりそうな疾患によって、その治療方法は異なります。破れそうな疾患（特に脳動脈瘤や血管奇形など）の場合は、破裂防止の治療を行います。詰まりそうな疾患（血管狭窄など）では、血液がサラサラする薬で閉塞を予防する内科治療や、細い部分を広げる方法や血流を増やすためのバイパス手術といった外科治療を行います。

Q 切らずに脳の手術ができるの？

A 全ての脳血管の病気を切除せずに治すことはできませんが、カテーテルという細い

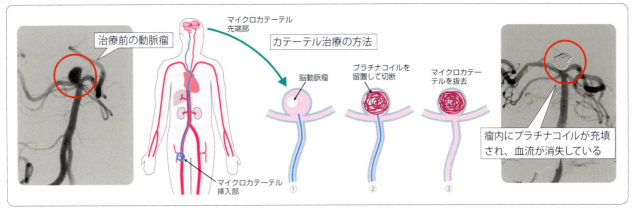

図　脳動脈瘤のカテーテル治療／
左：脳動脈の丸印部分に脳動脈瘤を認めます
中：瘤内に極細カテーテルを挿入し、プラチナ製コイルで埋めて血流を消失させます
右：治療後、動脈瘤内には血流は認められません。破裂を防止できます

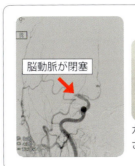 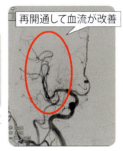

写真　急性脳動脈閉塞の血栓回収術／
左：右脳動脈が急性閉塞しています（→）
中：カテーテルで閉塞の原因となっている血栓を回収しました
右：閉塞していた脳動脈の血流が改善しています

チューブを血管の中に挿入して治療する方法があります（カテーテル治療、または脳血管内治療と言います）。破裂すると、くも膜下出血を起こす脳動脈瘤（血管の瘤）では、瘤の中をプラチナ製の極細のコイルと言われるもので埋めてしまいます。瘤の中の血流をなくして破裂を予防する方法です。

また、閉塞しそうな血管が見つかった場合は、カテーテルの先端に付いたバルーンという風船を膨らませて拡張したり、ステントという形状記憶金属のメッシュで狭窄部分を広げたりすることができます。

この方法では、脚の付け根から1本か2本のカテーテルを挿入して治療を行うため、頭は切開して手術する必要はありません。治療時間も1～数時間で入院も短期間です。当院では年間に約100件のカテーテル手術を行っています（図）。

Q 脳卒中になってしまったときは、どうすればいいの？

A 生活スタイルの欧米化によって、日本では脳卒中の中でも特に脳梗塞（血管が閉塞する）が増加しています。血管が閉塞して時間が経つとその部分の脳は、多くの場合回復することができません。一刻も早く治療を開始する必要があります。日本では脳梗塞を起こしてから4時間半以内であれば、血栓溶解剤（t-PA）を投与し、閉塞した血管の開通に全力を尽くします。脳梗塞が疑われる場合には、すぐに専門施設を受診しましょう。

「目安」である4時間半を過ぎていても、カテーテル手術によって、閉塞した血管を再開通することができる場合もあります（写真）。しかし、カテーテル手術は専門的な技術が必要です。香川県では、大学病院を含めて数施設でしか緊急のカテーテル治療はできないので、カテーテル治療ができる施設を知っておくことも大切です。

一言メモ

1. 脳卒中は予防が大切です。
2. カテーテル治療では、脳卒中の原因となる脳動脈瘤や血管狭窄の治療を切らずに行うことができます。
3. 脳卒中が疑われる場合には、早く専門施設を受診しましょう。
4. 当院では、ほぼ全てのカテーテル手術を行うことができます（4人の専門医が常勤）。

Q&A方式

香川大学医学部附属病院の最新治療――こころの病気

Q19 うつ病の原因は？治るの？

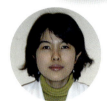

精神科神経科 助教（学内講師）
嶋 宏美（しま ひろみ）

Q うつ病は、どんな病気ですか？

　うつ病は、脳内の神経伝達物質のバランスの乱れが原因で起こる病気です。日々の生活でのストレスや環境への不適応などが原因で脳内の神経伝達物質のバランスが乱れ、発病すると考えられています。決して心構えに問題があるのではなく、気力で解決できるものでもない、明らかに病気の状態であるといえます。もちろん、普通の人でもショックなことやつらいことがあると、一時的に気持ちが憂うつになることがあります。そういった健康なときにも見られる「うつ」と、うつ病には明らかな違いがあります（表）。

うつ病になると、気持ちが落ち込む、冷静に判断できなくなる、何もする気が起こらないといった精神症状が現れます。体の方にも影響が出ます（図1）。そのため、患者さんは自分が精神的な病気だということに最初は気が付かないことが多いものです。その結果、最初に内科や婦人科を受診される方も多いです。

Q うつ病の治療法には、どんなものがありますか？

A　薬物療法と休養が基本になります。脳内の神経伝達物質のバランスが乱れており、その状態を整える薬を使用します（図2）。現在、主に使用される抗うつ薬は3つのタイプに分類されます。これらの薬を、患者さんの症状や副作用の

	うつ病	健康なときにも見られる「うつ」
日常生活	日常生活や仕事がひどくつらい	何とか普通に過ごせている
考え方・とらえ方	全てを否定的に考え、柔軟性がない 周囲の意見や提案を受け入れず、自分のとらえ方にこだわる	物事の良くない点と良い点の両方がとらえられる 周囲の意見や援助を受け入れる
うつの持続	2週間以上、毎日続き、後を引く	1日または数日以内
周囲の援助	一人で抱え込む	援助が役に立つ
良いことがあったとき	良いことに思えない	気分が改善
人との接触	会うと気疲れするので避ける	人に会って相談できる
趣味や気晴らし	楽しくない、やりたくない	楽しめるのでやりたい
食事	好きな食べ物もおいしいと思えない	おいしいと思え、おいしいものが食べたいと思う

表　うつ病と、健康なときにも見られる「うつ」の違い

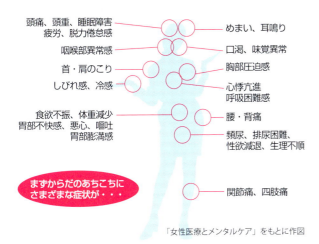

図1　うつ病がもたらすさまざまな身体症状

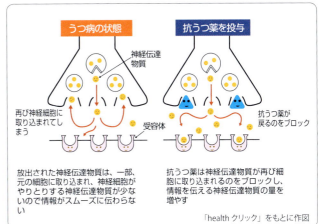

図2　抗うつ薬の作用機序

問題などを考慮して使い分けていきます。例えばSSRIと呼ばれる種類の薬の場合は、眠気は比較的少ないのですが、飲み初めの頃に胃腸症状（吐き気など）が出やすい傾向があります。それと比較して、NaSSAと呼ばれる種類の薬は、吐き気はほとんどありませんが、眠気が現れやすい傾向があります。そのような副作用の違いや、患者さんの症状の違い（不安感が強い、気力の低下が強いなど）を考慮して、最適の薬を選ぶようにします。

また、薬を服用しながら、生活習慣の見直しも進めていきます。まず、できるだけ早期に心身の休養がとれるように環境調整をしていきます。重症の方であれば、仕事を休んだり、入院するなどの対応も必要になります。

そのほか、必要に応じて認知行動療法など、その人の考え方の癖を見直していく心理療法を組み合わせて行います。うつ病は、なりやすい性格傾向というものがあります。完璧主義で真面目、融通のきかない人たちはうつ病になりやすいといわれています。自分に厳しくなり過ぎず、ほどほどをめざす生活パターンへどのように変えていけばよいのか、そういったことも治療の一環として取り組んでいきます。

 家族がうつ病です。どのように接するとよいですか？

 まず、うつ病になった人を病院に連れて行きましょう。うつ病は適切な治療で治る病気です。家族として心配していることを伝え、一緒に病院を探して受診をするようにしてください。そして症状が良くなるまでは、決して無理をさせず、できるだけゆっくり過ごせるように援助します。気分転換や気晴らしは逆効果です。患者さんは家族に申し訳なくて、誘われれば断ることができません。そして外出はかえって疲れてしまう、ということになります。このため症状が回復するまでは、気晴らしは控えた方がいいでしょう。

また、患者さんはちょっとでも良くなると、早く活動を再開しようとして焦ることがあります。そのときにも家族はむしろブレーキをかけるようにし、焦らないように繰り返し伝えましょう。すっかり良くなった後も、再発予防のためにしばらく通院を継続し、薬を続けてもらうことになります。定期的に一緒に病院を受診し、主治医から、現在の状況や今後の治療方針を聞き、患者さんと一緒に病気を治していくことが大切です。

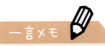

うつ病って、治るの？

うつ病は脳内の神経伝達物質のバランスの乱れが原因で起こる病気で、治療は、薬物療法と休養が基本となります。症状や副作用を考慮して薬を選択します。家族も一緒に受診し、治療に協力してもらうことが大切です。

Q20 心原性脳塞栓はどんな病気？有効な治療法とは？

Q&A方式
香川大学医学部附属病院の最新治療――脳の病気

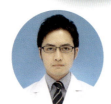

循環器内科 助教（学内講師）
石澤 真（いしざわ まこと）

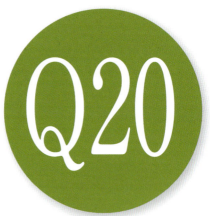

図1 心房細動が続くと心臓の中で血栓ができ、脳へ飛んでいきます
（日本心臓財団HPをもとに作図）

Q 心原性脳塞栓の特徴は？脳卒中とは違うの？

A 脳卒中とは、脳の血管が破れたり、詰まったりする病気です。その中で、脳以外から血栓（血液の塊）が移動して、脳の血管が詰まる病気を脳塞栓と言います。心臓の中で作られた血栓が脳に「飛ぶ」ことが多く、これを心原性脳塞栓と言います。心原性脳塞栓では脳の太い血管が一気に詰まるため、重症化しやすく死亡率も高いという特徴があります。

Q 心原性脳塞栓の原因は？予防できる？

A 心原性脳塞栓の原因で最も多いのが、心房細動（しんぼうさいどう）と呼ばれる不整脈の病気です。心房細動が長時間続くと、心臓の中に血栓ができてしまいます。その血栓が脳に飛ぶと、心原性脳塞栓を起こします（図1）。抗凝固薬（こうぎょうこやく）（血液をサラサラにする薬）を毎日服用することで血栓ができにくくなり予防につながります。

Q 心房細動って、どんな病気？

A 心房細動とは、心臓の中の心房という「部屋」が、とても速く興奮し、けいれん状態になる病気です。そのため、脈が乱れて速くなります。動悸（どうき）、息切れ、疲れやすいといった症状が多くみられますが、人によっては症状をあまり感じず、健康診断で初めて見つかる人もいます。症状がないからといって放置しておくと、心原性脳塞栓を起こします。普段から検脈（自分の手首の動脈を触れて脈を取ること）を行い（図2）、脈の乱れをチェックすることで、早期発見が可能になります。

Q 心房細動の治療法は？

A 心房細動の治療法としては、大きく分けて2つあります。1つは薬物治療で、心原性脳塞栓の予防と、症状を軽くすることが目的です。残念ながら薬物治療での根治は期待できません。内服薬が基本ですが、症状が強いときは点滴治療や電

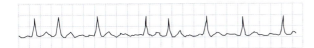
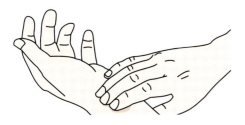

図2　手首を触れて検脈を行い、脈が不規則なら要注意です（心房細動週間HPをもとに作図）

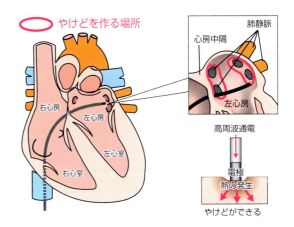

図3　カテーテルを心臓まで挿入し、左心房と肺静脈の境界部に「やけどの線」を作ります

気ショックを行うこともあります。もう1つはカテーテル治療で、心房細動の根治をめざす治療法です。

Q 心房細動のカテーテル治療ってどんなもの？

 心房細動に限らず、さまざまな不整脈に対するカテーテル治療のことを「カテーテルアブレーション」と言います。カテーテルの先端から高周波(こうしゅうは)を流して、心臓の壁の一部に「軽いやけど」を作り、不整脈を根治させる治療法です（図3）。実際には、足や首の静脈からカテーテルを挿入し、先端を心臓まで進め、心房細動の発生源（左心房と肺静脈の境界部）に対して治療を行います（写真）。傷口は小さく、体の負担はさほど大きくはありません。当院では最先端の医療機器を導入し、より安全に治療ができる体制を整えています。

Q カテーテル治療を受ければ、抗凝固薬はいらなくなるの？

1回のカテーテル治療で心房細動が根治する人は、全体の7～8割前後で、残念ながら再発する人もいます。再発した場合は、2回3回と治療を受けることができます。抗凝固薬は、治療後に再発しないことが確認できるまでは、しばらく継続が必要です。最終的に治癒と判定された場合、多くの人はやめることができます。ただし、もともと血栓ができやすい人では、念のため薬をやめずに続ける場合もあります。いずれにしても、自分だけで判断せず医師と相談しながら薬を調整していくことが大事です。

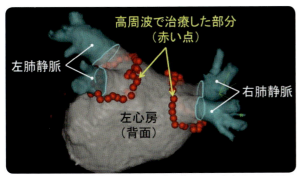

写真　最先端の医療機器（3Dマッピングシステム）を用いてカテーテル治療を行っています

一言メモ

1. 心房細動は、脳卒中（心原性脳塞栓）の原因になります。
2. 心原性脳塞栓の予防には、抗凝固薬が必要です。
3. 心房細動は、カテーテル治療で根治が期待できます。

当院では、心房細動の早期発見、早期治療に積極的に取り組んでいます。

Q&A方式

香川大学医学部附属病院の最新治療——心臓の病気

Q21 高度動脈硬化性疾患への チーム医療とは？

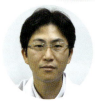

循環器内科
助教（学内講師）
村上 和司
（むらかみ かずし）

Q 動脈硬化が原因となる病気は？

A 動脈硬化は全身の血管に起こる病気です。心臓の血管（冠動脈）や体の中心部を通る大動脈、足に血液を送る血管、腎臓に血液を送る血管などに動脈硬化が起こります。動脈硬化によって血管の中が狭くなったり詰まったりすることで、心筋梗塞や狭心症、下肢閉塞性動脈硬化症などの病気が起こってきます。大動脈の壁が薄くなって血管が大きくなる大動脈瘤も動脈硬化の病気です。これらの病気は同時に起こっていることもあります。

当院の心臓血管センターでは、循環器内科と心臓血管外科が一体となって患者さんの病状を検討し、最も適した治療を行います。近年の当科への入院患者さんの割合をみますと、やはり心臓に栄養を送る冠動脈が狭くなったり、詰まったりする狭心症や心筋梗塞で入院する患者さんが多いようです。

Q どんな方法で分かるのですか？

A 動脈硬化で血管が狭くなる狭心症は、階段を上がったり、重い物を持ち上げたりしたときに胸の痛みや、締め付けるような感じの症状が起きます。ただ、これは典型的な症状で、特に高齢の方や糖尿病の病歴の長い人では無症状のまま悪化していることもあります。高血圧や糖尿病、脂質異常症（悪玉コレステロールや中性脂肪が高い）を指摘されている人は、既に動脈硬化の病気が起こってきている可能性もあります。一度、かかりつけ医や専門医への相談をお勧めします。

狭心症の場合は、通常の心電図検査では分からないことも多く、ベルトの上を歩くか自転車をこいでもらう運動負荷心電図、特殊な薬を使って心臓の血の流れが低下していないかどうかをみる負荷心筋シンチなどの検査を行います。造影剤という血管

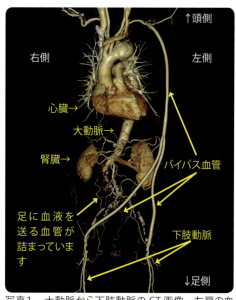

写真1 大動脈から下肢動脈のCT画像。左肩の血管からバイパス血管をつないでいます

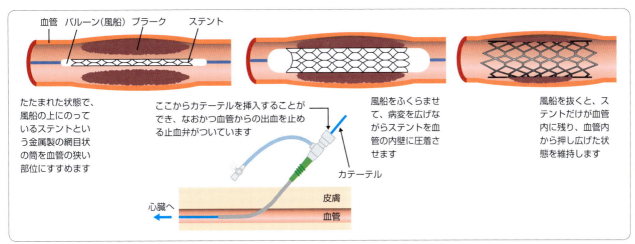

図　カテーテルの挿入とステント治療の方法

を映す薬を使ったCT検査を行うことで冠動脈や大動脈、足の動脈の状態がよく分かります（写真1）。狭心症が疑われる場合は、カテーテル検査を行い最終的な治療方針を決定します。カテーテル検査は、手首の血管や脚の付け根の血管からカテーテルという細い管を挿入して、心臓に栄養を送る冠動脈に造影剤を直接注入して撮影します。

どんな治療法があるのですか？

A　血管が狭くなったり、詰まったりしている場合は、血管を広げるような薬や血液をサラサラにするような薬（抗血小板薬や抗凝固薬）を使って治療します。しかし、それだけでは不十分なことも多く、その場合は血行再建術という血管の流れをよくする治療を行います。例えば、狭心症の場合は、循環器内科で行う冠動脈カテーテル治療あるいは心臓血管外科で行う冠動脈バイパス手術があります。血管の状態によっては両方の治療を合わせて行うこともあります。冠動脈カテーテル治療では、カテーテル検査と同様に手首の血管や脚の付け根の血管からカテーテルを挿入して行います。その管を通じて血管を広げる道具をすすめて治療します。風船やステントという網目状の筒を使用します（図、写真2）。治療時間は1〜2時間で、治療終了直後から歩くこともできます。

心臓血管外科で行うバイパス手術の場合は、胸の裏側の血管や足から取ってきた血管を冠動脈につなぎます。冠動脈の入り口が狭い場合やたくさんの部位に血管の詰まりがある場合はバイパス手術が選択されます。特に、近年は患者さんの高齢化や生活習慣の変化などで動脈硬化が重症化しています。流れが悪くなった血管は手術が必要になりますが、動脈硬化は全身の病気であり、さらに狭くならないように予防することも大切です。当院は生活習慣の指導や薬の治療も含めて個々の患者さんに最適な治療を提供しています。

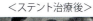
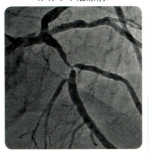
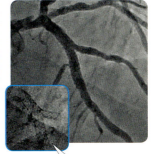

写真2　冠動脈の枝の分かれ目ですが、2本のステントをYの字に入れて血管を広げます

動脈硬化は全身の血管に起こる病気ですが、中でも狭心症や心筋梗塞は心不全や不整脈で命にかかわることもある危険な病気です。胸の症状を感じて治らない場合は我慢しないで、すぐに救急車を呼んで病院を受診するようにしましょう。

Q&A方式

香川大学医学部附属病院の最新治療——静脈の病気

Q22 エコノミークラス症候群の注意点と治療法は？

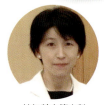
抗加齢血管内科 助教（学内講師）
石川 かおり（いしかわ）

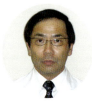
抗加齢血管内科 教授
河野 雅和（こうの まさかず）

脚の静脈に血栓ができる病気を「深部静脈血栓症」と言い、この血栓が肺の動脈に飛んでいき肺の動脈が詰まってしまう病気を「肺血栓塞栓症（そくせん）」と言います。エコノミークラス症候群は深部静脈血栓症によって引き起こされた肺血栓塞栓症のことなのです。

Q 「エコノミークラス症候群」とは？

A 飛行機に乗って、長時間狭いいすに座ったままでいると、脚の静脈の中に血の塊（静脈血栓（けっせん））ができることがあります。歩きだすと脚の筋肉運動が刺激となり血栓が血管から離れ、血液の流れに乗って肺に到着し、肺の動脈を閉塞（へいそく）してしまいます（図1）。これが「エコノミークラス症候群」です。時には亡くなることもある病気です。

この病気は、日本で1977（昭和52）年に報告され、飛行機だけでなくバスや列車、船舶などでも同様に起こることが分かっています。

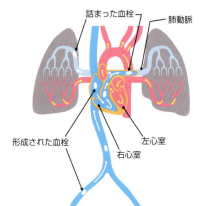

図1　エコノミークラス症候群／脚の静脈にできた血栓（静脈血栓）が、肺動脈に詰まる（肺血栓塞栓症）病気です

慢性血栓塞栓性肺高血圧症の患者さん、ご家族のみなさまの情報サイト CTEPH（シーテフ）.jp の「CTEPHってどんな病気」Bayer Yakuhin, Ltd. を参考

Q どうして静脈の中に血栓ができるのですか？

A 静脈に血栓ができる原因として、3つの要因が関係していると考えられています。

1．静脈の血管内皮が傷ついている場合

がん、外傷、骨折、血管内の人工物などで血管内側の壁（血管内皮）が傷つきやすく、血栓ができやすくなります。

2．血液の流れによどみができる場合

脚は「第二の心臓」といわれ、筋肉が動くことで、静脈の流れが活発になります。病気のため長期安静が必要だったり、麻痺（まひ）がある場合、妊娠や婦人科の病気などでお腹（なか）の静脈が圧迫され、流れが妨げられる場合に血栓ができやすくなります。

3．血液が固まりやすい体質を持っている場合

血液が比較的固まりやすい体質があります。それには、生まれつき（先天性）の場合と、何らかの病気によって、そのような素因を持ってしまう場合（後天性）があります。

これらに該当する場合は、静脈血栓症に対する予防対策がより必要になります。

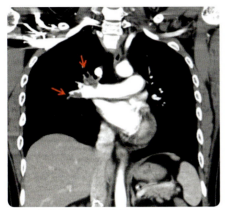

写真　肺血栓塞栓症の造影CT画像／右肺動脈に詰まった血栓が、造影剤が入らない（白くならない）ことで（赤矢印）確認できます

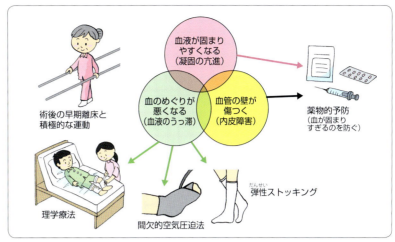

図2　静脈血栓症の予防方法

Q どんな症状が出るの？　その診断のためにどんな検査をするのですか？

A　深部静脈血栓症は症状として、急な脚の腫れや痛みが現れることが多く、特に片脚の症状の場合は深部静脈血栓症の可能性が高くなります。

「急性肺血栓塞栓症」の最も多い症状が息苦しさですが、ほかに胸の痛み・動悸などがあります。大きな血栓が肺動脈を塞いでしまうと、失神を起こす場合があります。

胸部X線写真や心電図、血液などの一般的な検査に加え、超音波検査や造影CT検査（写真）、MRI検査を行うことで血栓を見つけます。肺のどこに血栓が詰まっているかを確認するには、肺シンチグラフィーや肺動脈造影検査なども行います。

Q どんな治療をするのですか？

A　基本は薬で治療を行い、改善しない場合に手術で治療する場合があります。

1．新たな血栓ができないように予防する

抗凝固療法：血液が固まりにくくなる薬を飲みます。

2．血栓を溶けやすくする

血栓溶解療法：肺の血管の広範囲に血栓が詰まっている急性期の治療です。

3．脚の血栓が肺に飛ぶのを防ぐ

下大静脈フィルター留置：脚に血栓があり、それが肺に飛んでいくと命にかかわる場合や、出血などで抗凝固療法ができない場合に行います。

4．肺に詰まった血栓を取り除く

外科手術：発症時に症状が極めて重く、内科的な治療の余裕がない場合、直接血栓を取り除く緊急手術を行います。これは高度な技術と設備が必要です。肺動脈に詰まった血栓により半年以上経っても血流が改善しない場合は、外科治療やカテーテル治療を選択することがあります。

Q 予防方法はありますか？

A　血栓ができやすい条件がある場合は、その対策を行うことが大切です（図2）。水分を小まめに取る、脚を小まめに動かすなどです。医療現場では入院患者さんに、どのくらい静脈血栓ができやすいかを点数化して、予防措置を行っています。

一言メモ

1. エコノミークラス症候群は予防できる病気です。
2. この病気が起こりやすい状況を知った上で予防することが大切です。
3. 気になる症状が軽い場合でも様子を見ず、まずは医療機関に相談することが大切です。

本文参考：肺血栓塞栓症／深部静脈血栓症予防ガイドライン

Q&A方式

香川大学医学部附属病院の最新治療——糖尿病

Q23 インスリンポンプを知っていますか？

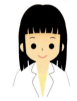
内分泌代謝内科 准教授
井町 仁美（いまち ひとみ）

内分泌代謝内科 教授
村尾 孝児（むらお こうじ）

Q 糖尿病ってどんな病気ですか？

A 糖尿病は慢性の高血糖（血液中でブドウ糖が増えること）が特徴です。高血糖は、血糖を下げるホルモンであるインスリンの作用が体内で不足していることに起因します。インスリンの作用不足は、体内で血糖を正常化するために必要なインスリン量に比べて、膵臓（すいぞう）から分泌されるインスリン量が少なくなることでバランスが崩れることによって起こります（図1）。例えば、太ったためにインスリンが効きにくくなり血糖を正常化するためのインスリン必要量が増えたり、膵臓から分泌されるインスリンが減ったりしてバランスが崩れます。

Q 糖尿病治療薬にはどのようなものがありますか？

A 糖尿病治療は食事療法、運動療法、薬物療法の3本柱で成り立っています。薬物療法として現在、使用できる血糖を下げる薬は、薬の作用機序（仕組み）などからインスリンなど9種類に分類されます（表）。現在、使用されている9種類の薬は、「表」にあるように働いて血糖を下げる効果を発揮します。そこで私たちは薬の働く仕組みと患者さん各々のインスリン作用不足の原因を考えながら治療薬を選択します。

図1 糖尿病の病態／血糖正常化に必要なインスリン量に比べインスリンの分泌量が減り、血糖が上昇します

薬の種類	血糖を下げる機序	投与方法
インスリン	不足しているインスリンを補充する	注射薬
スルホニル尿素薬	インスリン分泌を促す薬	飲み薬
ビグアナイド薬	インスリンの効きを改善させる薬	飲み薬
チアゾリジン薬	インスリンの効きを改善させる薬	飲み薬
αグルコシダーゼ阻害薬	炭水化物の吸収を遅らせる薬	飲み薬
グリニド薬	インスリン分泌を促す薬	飲み薬
DPP-4阻害薬	インスリン分泌を促す薬	飲み薬
GLP-1受容体作動薬	インスリン分泌を促す薬	注射薬
SGLT2阻害薬	尿中への糖排泄を促す薬	飲み薬

表 糖尿病の治療薬

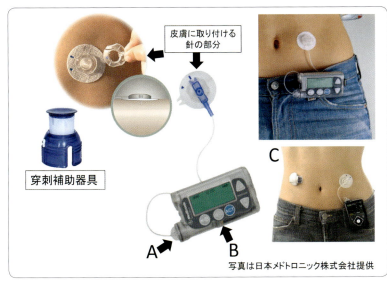

写真　インスリンポンプ／Aにインスリンを充填。Bのボタンで操作。Cは血糖値をモニターできるインスリンポンプ

Q インスリンポンプはどんなものですか？

A インスリンポンプは糖尿病治療薬の1つであるインスリンの投与に使う道具の1つです。通常インスリンは、「図2」のようにペン型のインスリン注入器を使って、自分で皮下注射します。インスリンポンプは別名、持続皮下インスリン注入療法（CSII）と言い、携帯型のインスリン注入ポンプのことです。「写真」の四角い機械の大きさは携帯電話ぐらいです。Aの部分にインスリンを入れ、穿刺補助器具を用いて針を皮下に刺し、24時間持続でインスリンを皮下注入します。Bのボタンを操作することによって、急速にインスリンを皮下投与し食事に対する追加インスリンを補充することができます。ポンプを使用することで、より生理的にインスリンを投与することができます。最近では血糖値のモニターも同時にできるインスリンポンプ（写真−C）があります。

Q インスリンポンプは、どんな人が使っているのですか？

A インスリンは糖尿病であれば治療に用いることが可能です。しかしながらインスリ

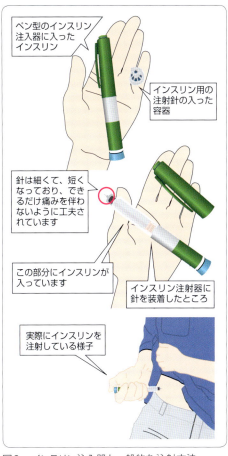

図2　インスリン注入器と一般的な注射方法

ン注射は飲み薬よりも煩雑であり、実際には飲み薬で血糖コントロールできない場合に用いられます。インスリン投与方法の1つであるインスリンポンプは、通常のインスリン皮下注射より操作することが増え、金銭的負担も少し増えます。しかし通常のインスリン皮下注射では難しい血糖コントロールを可能にします。実際、1型糖尿病の患者さんや厳格な血糖コントロールが必要な妊婦さん、小児糖尿病の患者さんになど多くの方が使用しています。通常の糖尿病治療（食事療法・運動療法・薬物療法）を十分に行っていても血糖コントロールが困難な場合、ご相談いただけたらと思います。

一言メモ

内分泌代謝内科では、治療についてご紹介した糖尿病だけでなく、甲状腺疾患、副腎や下垂体などのホルモンに異常をきたす疾患についても診療しています。

Q&A方式
香川大学医学部附属病院の最新治療——腎臓の病気

Q24 慢性腎臓病で透析にならないためには？

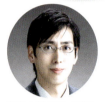
腎臓内科 科長（講師）
祖父江 理

抗加齢血管内科 教授
河野 雅和

Q 慢性腎臓病（CKD）とは？

A　腎臓は腰の辺りに2つある、1つが150gほどの小さな臓器です。毎日200ℓもの血液を濾過して、老廃物を尿として体外に排泄します。そのほかにも、体液の量や血圧の調整を行ったり、ミネラルや酸性・アルカリ性のバランスを保ったり、造血ホルモンの分泌といった多くの働きがある、まさに「肝腎かなめ」の臓器です（図1青枠）。

慢性腎臓病（CKD）とは、腎臓の働きが健康な人の60％以下に低下するか、タンパク尿が出るといった腎臓の異常が3か月以上続く状態のことを指します。この基準に当てはめると、国民の8人に1人がCKDであるといわれています。腎臓はいったん悪くなると元に戻らず、腎臓の働きが徐々に失われていきます（図1赤枠）。このため、早期発見、早期治療が必要です。

CKDは慢性腎炎だけでなく、高血圧、糖尿病などの生活習慣病や加齢などの原因でも発症します。腎臓の働きはクレアチニン（Cr）という血液検査を行うと自動的に算出される推算GFRという値で確認できます。また、CKDの方は心臓血管病になりやすいことも知られています。

Q CKDを進行させないための治療とは？

A　CKDの原因を見つけるためには経皮的腎生検という入院検査が必要です。この検査によって、原因が何かを判断することができ、早期のCKDであれば、さまざまな治療を行うことで治癒に近い状態をめざすことができます。IgA腎症

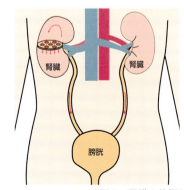

腎臓の正常時の働き	CKDの際に現れる症状
体内の老廃物や毒素の排泄（おしっこをつくる）	尿毒症
血液中の水分や塩分のバランスを一定に保つ	浮腫・高カリウム血症
赤血球をつくる働きを助けるホルモンの分泌（貧血を防ぐ）	貧血
血圧を適切にコントロールする	高血圧
ビタミンDを活性化し骨を丈夫にする	骨や血管がもろくなる

図1　腎臓の仕組みと働き　（NPO法人腎臓サポート協会パンフレットをもとに作図）

①	食事療法	：蛋白制限、塩分制限（1日6g以下）
②	血圧の管理	：130/80 mmHg を目標
③	高脂血症	：食事療法、薬物治療
④	高尿酸血症	：食事療法、薬物治療
⑤	禁煙も必須!!	
⑥	血糖の管理	：HbA1c 7.0%(NGSP) を目標

表　CKDに対する治療

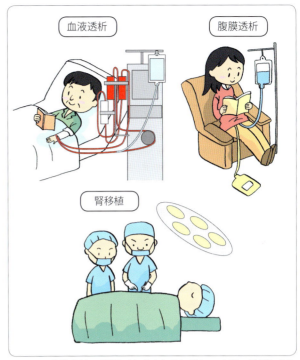

図2　腎代替療法の選択／患者さんそれぞれの病態・希望に合わせて、最もよいと思われる腎代替療法を選択することができます
名古屋市腎友会（http://www.nagoya-jin.org/）をもとに作図

というタイプの慢性腎炎であれば、扁桃腺摘出・ステロイドパルス療法という治療を行うことができます。また、これまで治療法がなかった遺伝性多発性嚢胞腎に対しても現在は薬物療法によって腎不全の進行を遅らせることが可能になっています。

一方で、原因に関係なく慢性腎臓病に共通する治療を「表」に示します。食事療法では1日6g以下の減塩が最も重要です。血圧はCKDの方では130/80mmHg以下まで下げる必要があります。糖尿病はCKDの最も多い原因ですので、ヘモグロビンA1c値を7.0％以下にしておくことが重要です。喫煙は腎機能の低下を速めますので、禁煙も大切です。

現在、かかりつけ医・開業医の先生方と腎臓専門医との間の病診連携システムの構築が進んでいますので、健康診断で腎臓に異常が見つかった場合は、すぐにかかりつけ医の先生に相談し、必要ならば腎臓専門医を受診しましょう。

Q もし末期腎不全になってしまったら？

A　慢性腎臓病が重症になる（推算GFR<15mL/分/1.73m² 以下）と末期腎不全と呼ばれる状態になり、人工透析や腎移植など、腎臓の機能の代わりをする治療の準備が必要になってきます（図2）。一般的には週に3回4時間の通院が必要な血液透析をしている方が多いですが、当院では腹膜透析、生体腎移植を推進しており、腎代替療法の療法選択により、末期腎不全の方の生活の質を保つことを目標に掲げています。

腹膜透析は自宅で透析を行います。お腹に管を埋め込む必要がありますが、ある程度の高齢者であっても可能で、通院は月に1～2回で済む方がほとんどです。

生体腎移植は泌尿器科と協力して実施しています。生体腎移植成績は年々向上しており、現在では移植した腎臓は半数の方が15年は機能します。当院では、腎不全の原因が糖尿病の方への移植や血液型不適合、夫婦間の移植が多く、提供してくれるドナーの方がいれば、60歳代まで生体腎移植は可能です。

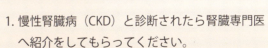

一言メモ

1. 慢性腎臓病（CKD）と診断されたら腎臓専門医へ紹介をしてもらってください。
2. CKDの原因が分かれば、CKDに対する治療が可能です。原因不明の進行したCKDであっても、治療により進行を遅らせることが可能です。
3. 末期腎不全になっても、血液透析以外に腹膜透析や腎移植といった治療法があります。

Q & A方式

香川大学医学部附属病院の最新治療──膝・股関節の病気

Q25 人工関節置換術って、どんな手術？

整形外科 助教
森 正樹（もりまさき）

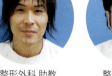
整形外科 助教
高田 成基（たかだなるき）

Q 人工膝単顆置換術（じんこうひざたんかちかんじゅつ）って、何？

A　膝の代表的な手術である人工膝関節置換術は大きく2つに分けられます（写真）。単顆置換術は全置換術の半分以下の大きさの人工関節で、膝の中の傷んでいる部分だけを人工関節に置き換えます。そのため全置換術と比較して①手術の創（きず）が小さい②骨の切除量が少ない③膝を支える靱帯（じんたい）を残せる──などの利点があります。全置換術に比べ体にかかる負担が軽く、術後の回復も早い、より生理的な膝の機能を温存することが期待できます。

① 膝の内側あるいは外側のみが痛い
② 膝の曲げ伸ばしがしっかりできる
③ 膝の靱帯に異常がない
④ 関節リウマチではない
⑤ 変形（O脚あるいはX脚）の程度が軽い

表　人工膝単顆置換術の適応／①～⑤全て当てはまる患者さんは単顆置換術の適応となります

Q 人工膝単顆置換術は誰でも受けられる手術ですか？

A　痛み止め、関節内注射、リハビリなどの治療を行っても膝の痛みが治まらない場合に手術を検討しますが、単顆置換術は傷んでいる部分が膝の一部に限られている場合に適応となります（表）。一般的には65歳以上の高齢者の患者さんに多く用いられていますが、当院では比較的若年の患者さんに対しても適応があれば積極的に行っています。

Q 人工股関節置換術って、何？

A　傷んでしまった股関節を人工関節で置き換える手術です（図1）。変形性股関節症、

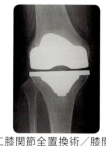 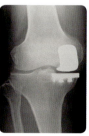 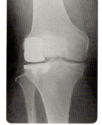

人工膝関節全置換術／膝関節の全てを人工関節に置き換える手術　　人工膝単顆置換術／膝関節の一部（内側あるいは外側）を人工関節に置き換える手術

写真　人工膝関節置換術の種類

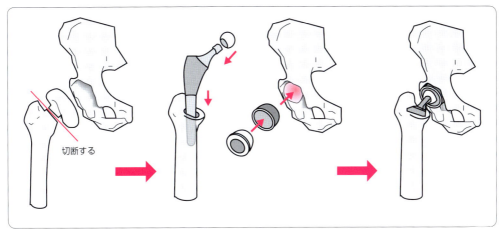

図1　人工股関節置換術／傷んだ骨を切除し、人工股関節に置き換えます

関節リウマチ、大腿骨頭壊死症などで股関節がひどく破壊され、歩行や日常生活の障害が大きくなった患者さんに適応があります。

この手術の最大のメリットは、痛みが大幅に改善することです。併せて関節可動域（関節の可動範囲）や、足の長さの違いもある程度調整できるため、個人差はありますが歩き方もきれいになり、非常に患者さんの満足度の高い手術の１つです。

術後合併症として人工股関節の脱臼や長期耐用性などの問題も、新しい手術方法や人工関節材料の開発などによって大幅に改善されています。そのため、より多くの患者さんに人工股関節置換術を勧めることが可能になりました。

Q 痎みが少なく回復の早い手術はありますか？

A　最近は、内視鏡手術に代表されるMIS（低侵襲手術：体へのダメージが少ない手術）と呼ばれる、創の小さい手術が注目されています。

当科は、人工股関節置換術については通常の後方アプローチではなく、前方アプローチ（図２）という方法での人工股関節置換術を第一選択として行っています。この方法は、筋肉を切らずに手術ができ、出血量も抑えることができます。術後の創の痛みが少なく、筋力の回復も早い、より短期間での社会復帰や日常生活復帰が可能になりました。まさにMISの考え方そのものといえる手術です。また股関節の後方組織を全く傷つけないため、人工股関節置換術の最大の合併症である後方脱臼の危険性を非常に小さくできることも大きな特徴です。

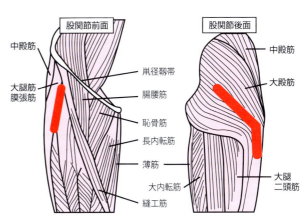

図2　前方と後方の各アプローチの違い／筋肉を切開しない低侵襲の前方アプローチと、手術がしやすく、難しい症例にも対応できる後方アプローチ

一言メモ

人工関節置換術は人工関節に使用する部品の材質、デザインの改良、手術手技の発達により、現在では安定した手術となっています。なぜ人工関節置換術をするのかといえば、痛みから解放されることはもちろんですが、「人生を楽しむため」という患者さんも非常に多く、それを叶えるための手術といえます。

Q26 胸板の形は治せますか？

Q&A方式

香川大学医学部附属病院の最新治療──漏斗胸・鳩胸

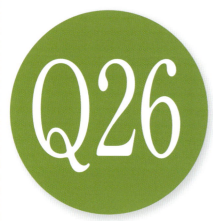

形成外科・美容外科 准教授
永竿 智久（ながさお ともひさ）

Q 胸板（むないた）の変形は多いのですか？

A 胸板の形について悩みを持たれている方は200～300人に1人くらいの頻度です。このうち9割は胸板の一部が凹んでおり、漏斗胸（ろうときょう）と呼ばれています。残りの1割は逆に胸板の一部が突出しており、鳩胸（はとむね）と呼ばれます。

Q 健康上、何か問題はありますか？

A 胸板は肺や心臓を覆う役割を担っています。胸板が変形している場合にはこれらの臓器を圧迫し、心肺機能が低下します。日常生活において不自由を感じるほどではありませんが、サッカーやマラソンなどを行うと息切れがしやすく、粘りがききません。また、心臓の拍動が制限されるためか、時々、胸痛が生じることもあります。

機能以上に問題となるのは精神的な側面です。胸板の厚さは男性らしさの象徴なので、凹みが存在すると自信の喪失につながります。女性の場合には、乳房の形に左右で差が生じることがあります。多くの患者さんは、このような悩みを直接のきっかけとして、病院を受診されます。

Q どのようにして治すのですか？

A 手術を行います。胸の内部に、U字型をした矯正のための金属バーをまず挿入し、これを回転させながら、胸板の凹んだ部分をある

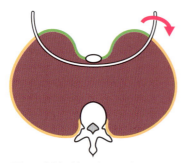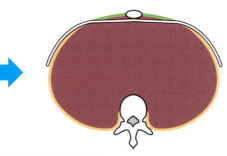

図　U字型の矯正バーを反転することにより、胸板の凹みを治します

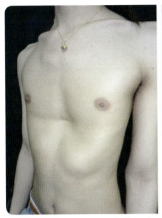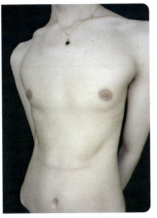

写真1　男性における胸郭変形症。術前（左）および術後（右）

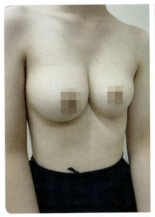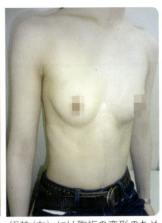

写真2　女性の漏斗胸の修正例。術前（左）には胸板の変形のために乳房の形も不自然だが、手術により修正されました（右）

べき高さまで持ち上げます（図）。この操作により、胸板の凹みを治すことができます。バーは2～3年後に抜去しますが、バーを抜いても胸板は元のように凹みません。男性における治療例と、女性における治療例をそれぞれ「写真1」と「写真2」に示します。

痛みはありますか？

A　胸に石を載せているような圧迫感を何日か感じますが、これは一時的なもので、適切な麻酔管理を行うことで1週間程度で楽になります。順調に経過した場合、手術後1～2週で退院することができます。

香川大学病院で手術を受けるメリットは？

A　胸板の形を治す場合には、何番目の肋骨の形を修正するのか、また、どのように骨を操作すればよいのか、という手術の戦略がとても重要です。ひと口に胸板の変形といっても、患者さんに応じてなすべき治療は全く異なります。良い結果を出すには、手術する医師の経験がなによりも重要です。胸板の形成手術に十分な経験があることは当然として、乳房や大胸筋の形を治す手術の経験も豊富な医師が執刀して初めて、良い結果を出すことができます。当科の漏斗胸治療チームでは、胸板の形を治す手術以外にも、乳房の形を治す手術や、体の輪郭を治す手術を数多く行っています。豊富な臨床経験をもとに、一人ひとりの患者さんの個性を考えた「オーダーメイドの治療」を提供します。また、内視鏡を有効に活用することで、できるだけ小さな皮膚切開（写真3）で、安全に手術を行っています。

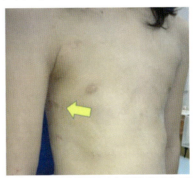

写真3　可能な限り小さな切開（矢印）で手術を行うので傷跡が目立ちません

一言メモ

当科は胸板の形の修正において、日本でトップ水準の治療を行っています。胸板の形に悩みを持つ人は、決して珍しくはありません。胸板の変形は、適切な手術を行うことによって治すことができます。胸板や乳房の形でお悩みの方は、ご相談においでください。

Q&A方式

香川大学医学部附属病院の最新治療——口唇裂、口蓋裂

Q27 子どもの口や鼻の形は治せますか？

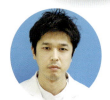

形成外科・美容外科 病院助教
玉井 求宜（たまい もとき）

Q 口唇裂（こうしんれつ）、口蓋裂（こうがいれつ）ってどんな病気ですか？

A　生まれつき、くちびる（口唇）、歯ぐき（歯槽骨（しそうこつ））、上あご（上顎）からのどちんこ（口蓋垂（こうがいすい））までの口の天井部分（口蓋）にかけて左右がつながっていない（裂がある）赤ちゃんがいます（図1、2）。口唇だけに裂がある場合は口唇裂、口蓋だけに裂がある場合は口蓋裂、口唇から口蓋まで連続して裂がある場合は唇顎口蓋裂と呼びます。裂の形態にもさまざまなものがあり、赤ちゃんによって状態は異なります。それぞれの赤ちゃんの状態に応じた治療を行っていきます。

Q 口唇裂、口蓋裂だと、どんな困ったことがありますか？

A　裂があることで外見上の変形を気にされるご両親、ご家族が一番多いと思います。手術を行ってできるだけ目立たない傷跡、左右対称で変形が少なく違和感のない形態にするよう丁寧に手術を行います（写真1、2、3）。

　口唇や口蓋は、おっぱいを飲むときに重要な働きをします。しかし、裂があることで空気が漏れてしまい、吸う力が弱く、飲み込むことが上手にできないことがあります。また、口蓋裂があることで口の中の空気が鼻に漏れるため正常な音をつくることができず、構音障害の原因となる可能性があります。

　また、耳にも影響があり、口蓋裂のあるお子さん

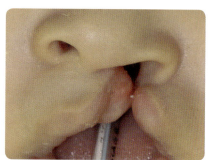
写真1　手術前の状態

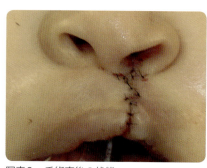
写真2　手術直後の状態

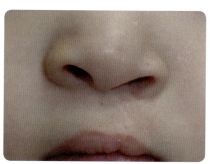
写真3　術後半年の状態

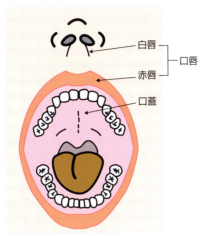

図1　正常な口唇・口蓋の形態

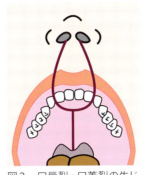

図2　口唇裂・口蓋裂の生じる部分

は中耳炎になりやすいとされています。上顎に裂がある場合には歯並びが悪くなることもあります。そのため、口唇裂、口蓋裂の治療には、小児科、形成外科だけでなく、耳鼻咽喉科、言語聴覚士、矯正歯科、口腔外科（こうくうげか）など多くの部門が協力して治療にあたる必要があります。

Q 口唇裂、口蓋裂はいつ頃、どのように治療しますか？

A　口唇裂の手術は生後3か月、体重5〜6kgを目安に行われることが多いです。麻酔の技術が進んだ現在はもっと早期の手術が可能です。ご家族もなるべく早く治療したいというのが正直な気持ちかもしれません。しかし、首のすわる3か月以降の方が、担当医・看護師が赤ちゃんをケアする際の心配もなく、手術部位もある程度大きくなってからの方が正確な手術がしやすいと考えています。口蓋裂の手術は1歳から1歳半で行います。早い時期に手術すると上顎の成長障害をきたす可能性があり、遅すぎると言語に悪影響が出るとされているからです。口唇裂がある場合には、鼻の形にも変形が見られます。小学校入学前に鼻の形を整える手術も行います。しかし、顔の成長は高校生頃まで続きます。成長に伴って変化するため、幼稚園頃までで治療が終わりでなく、長期間継続して診察を行っていくことが非常に重要となります。

Q 香川大学病院で治療するメリットはありますか？

A　月に2回、口唇口蓋裂の専門外来を行っています。待合室では、同じ疾患をもった家族と情報を共有でき、交流することも可能です。また、3か月に1度、形成外科医・矯正歯科医・口腔外科医・言語聴覚士による合同診察を行っています。また、手術前には3Dモデルを作成してシミュレーションを行って確実な手術計画を立てるようにしています。

一言メモ

口唇裂、口蓋裂は500〜600人に1人の確率で出生するといわれています。決して低くはありません。適切な時期に、適切な治療を行うことが重要ですので、気になる点がある方は、躊躇（ちゅうちょ）せず受診し、相談してください。

Q&A方式
香川大学医学部附属病院の最新治療──眼の病気

Q28 黄斑変性って、どんな病気？

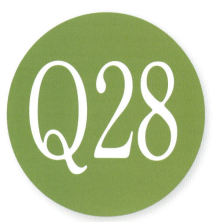

眼科 講師
白神 千恵子
しらがみ ちえこ

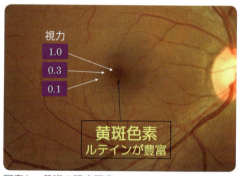

写真1　黄斑の眼底写真

Q 黄斑とは、何？
おうはん

A　目で見ている映像は、網膜（カメラではフィルムに相当する部位）に映ります。網膜の中心の部分を黄斑と呼び、見ている映像の中心の部分は黄斑で見ています。黄斑の中心は中心窩と言い、網膜の神経細胞が密集して最も視力がよく出る部位です。黄斑には網膜の神経を保護する黄斑色素（ルテインが主成分）が含まれており、眼底写真で見ると茶褐色をしています（写真1）。

光干渉断層計という網膜の断面図を見る検査で正常な目の網膜の写真を見ると、中心窩にくぼみを認めます（写真2）。

Q 黄斑が変性する病気には、どんなものがある？

A　代表的なものとして、加齢黄斑変性、高度近視に伴う血管新生黄斑症、中心性漿液性脈絡網膜症、眼球打撲が原因の外傷性黄斑変性や、遺伝性黄斑ジストロフィーがあります。特に、加齢黄斑変性は高齢化の進行に伴い発症率も増加傾向で、国内では中高齢者の中途失明原因の第4位となっています。以下、加齢黄斑変性の病気を中心に説明します。

加齢黄斑変性は中高齢者の黄斑に病的な新生血管が発生し、網膜が傷んでしまう病気で、明らかな原因は不明ですが、喫煙、太陽やパソコンから発せられる青色光の暴露や、遺伝子が、発症、進行に関連があると考えられています。眼底写真を見ると、黄斑に黄白色の新生血管膜とその周囲に出血がみられ、黄斑が傷んでいることが分かります（写真3）。

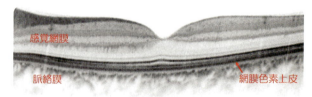

写真2　網膜の断面図

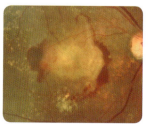

写真3　加齢黄斑変性の眼底写真

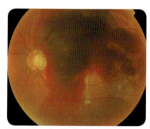

写真4　加齢黄斑変性の眼底写真

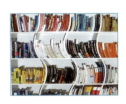
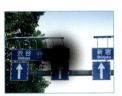
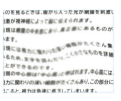
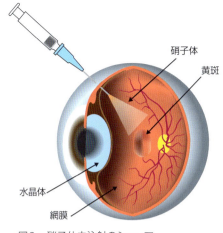

図1　加齢黄斑変性の症状

図2　硝子体内注射のシェーマ

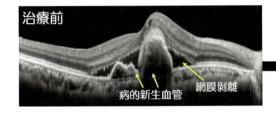
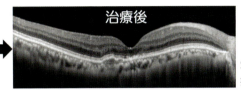

写真5　加齢黄斑変性治療前後の網膜の断面図

Q 加齢黄斑変性の症状は？

　黄斑変性の初期は、物が歪んで見える変視症を自覚します。進行すると黄斑が変性した部分だけが見えないため、中心暗点を自覚し視力が低下します。進行すると中心の見えない部分が視野の周辺にかけて広がっていきます（図1）。

　半数くらいの患者さんは両眼に同じ病気を発症し、両目とも視力、視野障害が起こります。治療せずに放置すると、「写真4」の眼底写真のように、脆弱な病的新生血管から大量に出血して手術が必要となったり、失明することがあります。

Q 治療すると、元のように見えるようになるの？

　黄斑変性を伴う病気の多くは、治療を行っても視力障害が残り、再発を繰り返す人が多いです。治療効果も個人差があり、ほとんどの患者さんは数年経過すると視力が少しずつ低下します。しかし、無治療で放置するとほぼ見えなくなるので、日常生活に必要な最低限の視力を維持させることが治療の最終目標となります（写真5）。

Q 加齢黄斑変性の治療は？

　病的新生血管の発育を阻害する抗血管新生薬を目の中に入れるため硝子体内注射を行います（図2）。病気の進行の程度によって注射する回数は個人差があります。光線力学的療法というレーザー治療を行うこともあります。

一言メモ

1. 当院では、加齢黄斑変性を中心とした黄斑外来を行っています。
2. 黄斑変性は、早期発見、早期治療が重要なので、変視症、中心暗点を自覚すれば早めの受診が大切です。
3. 当院は、加齢黄斑変性の患者さんについては、初診日から硝子体内注射の治療を始めます。

Q&A方式

香川大学医学部附属病院の最新治療——眼の病気

Q29 緑内障は治る病気ですか？

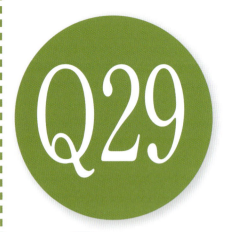

眼科 准教授
廣岡 一行
ひろおか かずゆき

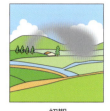 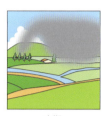 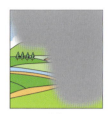
　　初期　　　　　　中期　　　　　　後期
図1　視野検査の結果／灰色になっている箇所が見えていないところです。後期の緑内障では大部分が灰色になっています

Q 緑内障ってどんな病気ですか？

A　緑内障は中高年の方に多く、失明する原因の第1位です。日本では40歳以上の約20人に1人が緑内障であるといわれています。ところが、そのうち緑内障と診断されている方は約1割で、ほとんどの方は自分が緑内障であることを知らずにいます。

緑内障は進行してくると、物の見える範囲が狭くなってきますが（図1）、自覚症状がほとんどないため、自分が緑内障であることに気付くことはほとんどありません。そして見えない部分が中心にまで及んでくると、視力が低下します。ところが、緑内障は視神経（見たものを脳に伝える神経）が圧迫されて弱くなる病気（写真、図2）なので、治ることはありません。治療の目的はこれから先、緑内障が進行するのを防ぐ、あるいは遅らせることになります。緑内障で低下した視力を元に戻すことはできません。そのため、早期発見が大切となり、緑内障が進行する前に治療を開始する必要があります。

Q 緑内障はどのように治療するのですか？

A　眼の硬さの程度を「眼圧」といいます。ゴムボールに空気を入れたときに、入れ過ぎるとボールはパンパンに張ってしまいますが、逆に空気の量が少ないとボールはフニャフニャになってしまいます。眼も同じで、適当な圧力でふくらんでいます。眼圧が上昇する（ボールに空気を入れ過ぎてパンパンに張っている状態）ことで、視神経が圧迫されて少しずつ弱っていきます（図3）。眼圧の正常値は10～20 mmHgですが、眼圧

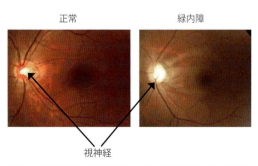
　　正常　　　　　　　緑内障
　　　　　　視神経
写真　眼底写真／緑内障になると視神経の白い部分が大きくなります。白い部分が傷んでいるところです

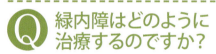
線維柱帯が目詰まりを起こし、房水が排出されにくい

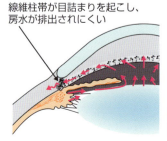
図3　房水（眼の中の水）の流れを示しています

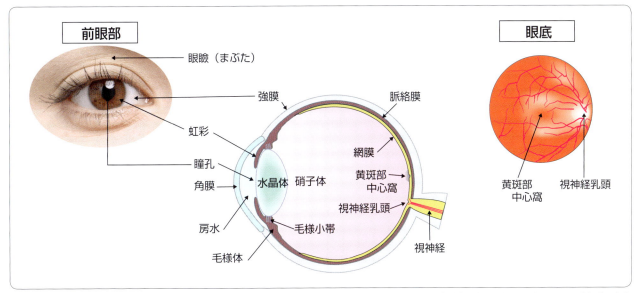

図2　眼球断面図（右眼・水平）／線維柱帯と呼ばれるところが目詰まりを起こし、房水（眼の中の水）が眼外に出ていきにくくなり、眼圧が上がります

が正常でも視神経が弱ってしまい緑内障になる人もいます（正常眼圧緑内障）。日本ではこのタイプの緑内障が最も多いことが分かっています。

　緑内障の進行に最も大きな影響を与えているのが眼圧です。眼圧が高いほど緑内障は進行することが分かっています。緑内障の治療は眼圧を下げることになり、点眼薬を使って眼圧を下げます。眼圧を下げることによって、緑内障の進行を遅らせます。正常眼圧緑内障でも眼圧をさらに下げることで、緑内障の進行が遅くなることが分かっています。現在、多くの緑内障点眼薬が発売されており、個々の患者さんの眼に合った点眼薬を処方することができます。

　点眼薬のみでは十分な効果が得られない患者さんには、手術をすることで、さらなる眼圧下降をめざします。当院では毎年200件前後の緑内障手術を行っています。2012（平成24）年4月に難治緑内障（手術をしてもすぐに眼圧が上がってしまい、手術の効果が得られにくい眼）に対してチューブシャント手術が認可されましたが、当院でも積極的に行っており、良好な術後成績が得られています。

Q 日常生活で気をつけることはありますか？

A 特にありません。点眼薬を使っている患者さんは、毎日忘れずにきちんと点眼することが最も大切です。簡単なようですが、実はとても難しいことです（図4）。一生涯を通じて毎日欠かさず点眼することは難しく、うっかり忘れてしまうこともあります。「歯を磨いた後に点眼する」「洗顔の後に点眼をする」など、日常生活と関連づけて点眼することが忘れ防止になります。「点眼を忘れない」が唯一、気をつけることになります。

　また点眼時の注意として、何滴も点眼をすると、より効果が得られると、勘違いしている方が多くいます。点眼は1滴で十分です。多く入れても眼からこぼれるだけで意味がありません。

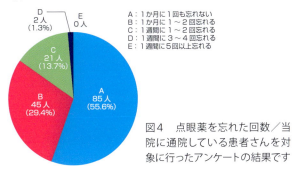

図4　点眼薬を忘れた回数／当院に通院している患者さんを対象に行ったアンケートの結果です

A：1か月に1回も忘れない
B：1か月に1〜2回忘れる
C：1週間に1〜2回忘れる
D：1週間に3〜4回忘れる
E：1週間に5回以上忘れる

一言メモ

1. 日本では40歳以上の約20人に1人が緑内障であるといわれています。
2. 緑内障は視神経が圧迫されて弱くなる病気ですので、治ることはありません。
3. 点眼薬で眼圧を下げることによって緑内障の進行を遅らせます。
4. 緑内障の治療にとって、点眼薬を毎日忘れずに点眼することが最も大切です。

Q&A方式

香川大学医学部附属病院の最新治療——耳の病気

Q30 中耳炎治療は、どんなとき手術が必要ですか?

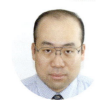

耳鼻咽喉科・頭頸部外科 准教授
宮下 武憲(みやした たけのり)

Q 中耳炎は手術しないと治りませんか?

A 中耳炎にもさまざまな種類があります。お子さんに多い急性中耳炎は、薬や外来での鼓膜切開で治ります。従って、手術は必要ありません。しかし、急性中耳炎を頻繁に繰り返す場合(反復性中耳炎)は、鼓膜に小さなチューブを入れることで良くなることがあります。慢性中耳炎は、鼓膜に穴が開いて聴こえが悪くなり、時々、耳から膿が出ますが、鼓膜の穴をふさぎ、中耳の膿の原因をきれいに除去する手術(鼓室形成術)をすることで、膿が出なくなるように治し、聴こえを改善させることができます。

中耳炎の中でも、真珠腫性中耳炎では手術が必要です。真珠腫性中耳炎は、真珠腫が、中耳で骨を壊しながら徐々に大きくなる病気です(図1)。中耳には、顔を動かす顔面神経や、味覚を伝える鼓索神経、平衡機能を司る三半規管、音を伝える耳小骨などの大切な器官が接していて、中耳から脳までは数ミリの骨で隔てられているだけです。真珠腫が徐々に骨を壊しながら大きくなり、これらを壊していくと、顔が動かなくなったり、味覚がおかしくなったり、め

まいで立てなくなったり、さらに脳に向かって大きく破壊していくと命にかかわることがあります。

できれば、これらの問題が起こる前に、または、めまいなどの異常が生じたらできるだけ早く、手術(鼓室形成術、乳突削開術)で真珠腫を除去することが必要です。真珠腫を取り除くだけでなく、聞こえる力を最大限に引き出す手術(伝音再建)を同時に行います。

治療は、それぞれの中耳炎によって異なるため、まず、正確にどの中耳炎かを検査、診断し、さらに、手術が必要かどうかを耳CTや聴力検査で評価した上、手術するかどうかを判断します。また、当院の特色として、耳CTでは、中耳で音を伝える耳小骨に合わせた耳小骨多断面再構成画像という特殊な耳小骨の画像をルーチーンで作成しており、この耳小骨多断面再構成画像によって、より正確に耳の状態を把握でき、手術時にも大変役立っています。

Q 中耳炎の手術は、大変な手術ですか?

A 中耳炎の手術には、さまざまな種類の手術があり、一人ひとり最適な手術方法は異なるため、術前の検査を基に最適な手術方法を選択します。いずれの手術も顕微鏡、内視鏡を使った細かな操作が必要な手術ですが、侵襲の大きな大変な手術ではありません。当院で耳手術を受けたほと

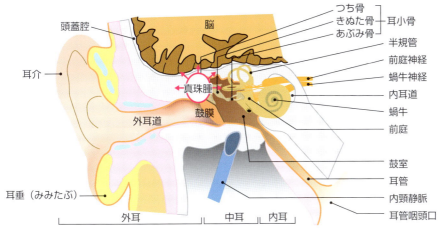
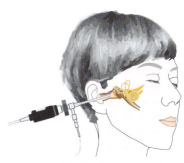

図1 真珠腫性中耳炎の概略図／真珠腫は鼓膜の上方にできることが多く、真珠腫が徐々に骨を壊しながら大きくなり、周囲の重要な神経や器官を壊していくと、顔が動かなくなったり、味覚がおかしくなったり、めまいで立てなくなったり、さらに脳に向かって大きく破壊していくと命にかかわることがあります

図2 耳内視鏡手術システムを使用した内視鏡下耳科手術／耳手術用内視鏡システム・手術用顕微鏡により、それぞれの長所を生かして、正確かつ繊細で低侵襲な手術ができます

んどの方から「こんなに楽なのなら心配する必要なかった」との感想をいただいています。手術の傷跡は外耳道（耳の穴の中）や耳後部皮膚の皺の中に隠れるため、耳後部皮膚の創も、少し皺が深く見える程度できれいに治ります。耳後部皮膚の創の場合は、よりきれいに治るように、吸収糸（2～3か月で溶ける糸）で縫合しています。できるだけ小さな創で、見た目もきれいに治るように手術をしています。入院期間は、2泊3日～1週間です。

Q 中耳炎の手術では、頭髪を剃らないといけませんか？

A 中耳炎の手術では頭髪を剃らずに手術しています。特殊なテープで髪をとめることで、剃らずに手術ができます。また、退院後は自分で洗髪ができるよう耳後部の創はコーティング薬や特殊なテープで覆います。

Q 中耳炎の手術は、どんな手術ですか？

A 慢性中耳炎の場合は、手術用顕微鏡、手術用内視鏡を使って、耳後部もしくは耳珠から採取した結合組織の膜（難治性の場合は軟骨板）を使用し、鼓膜穿孔を閉鎖します。この結合組織膜を足場として、鼓膜が再生し、鼓膜穿孔が治ります。

真珠腫性中耳炎の場合は、まず、真珠腫をきれいに取り除き、聴こえが回復するように、真珠腫が破壊した耳小骨を再度つなぎ合わせる（伝音再建）手術を行います。真珠腫が小さい場合は、耳内視鏡手術システムを使った内視鏡下耳科手術で、耳内切開（耳の穴の中の切開）で真珠腫を摘出し、耳小骨をつなぎ合わせる手術を行っています（図2）。この内視鏡下耳科手術により、これまで耳後部の切開と骨の削開が必要だった小さな真珠腫では、より小さな創で手術が可能です。

どの手術方法が最適かは、中耳炎の種類や範囲、耳管機能、感染の有無などによって違うため、耳CTや聴力検査、細菌検査などによって、最適な手術方法を選択しています。耳小骨多断面再構成画像を含めた耳CTによって、より正確で詳細に中耳炎の状態を把握し、耳手術用内視鏡システム・手術用顕微鏡で、正確、繊細で低侵襲な手術を行っています。

一言メモ

1. 当院で開発運用している耳小骨多断面再構成画像は中耳炎の診断、手術に大変有効です。
2. これまで手術で治らなかった難治性の鼓膜穿孔は、軟骨板を使用することで治せることがあります。
3. 耳手術用顕微鏡システム、耳内視鏡手術システムを用いることで、より低侵襲で、小さな創で手術ができます。

Q & A方式

香川大学医学部附属病院の最新治療――鼻の病気

Q31 内視鏡鼻内手術の進歩が目覚しいと聞きましたが？

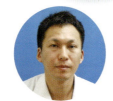

耳鼻咽喉科・頭頸部外科 助教
秋山 貢佐
あきやま こうすけ

Q 鼻の手術では顔を切られたり、すごく腫れたりするのですか？

A 鼻の病気で手術が必要なケースとしては、アレルギー性鼻炎、鼻中隔彎曲症（鼻の真ん中の柱が曲がっている）、慢性副鼻腔炎などがあります。年配者の中には以前、①口の中から歯ぐきの上を切られて骨をゴリゴリ削られた②まゆ毛の上から皮膚を切られて額の骨をゴリゴリ削られた③術後に顔がパンパンに腫れてすごくつらかった――などにがい経験をされた方もいます。体験者は口をそろえて、あんなしんどい手術は二度としたくないと言われます。

では現在の鼻の手術はどうなっているのでしょうか。特殊な例を除いて内視鏡を使った手術を行うように進化しています。鼻の穴から内視鏡と手術器具を挿入し、モニターを見ながら手術を行っていきます。内視鏡手術というと創は小さいが危険でトラブルも多い、という印象を持つ方もおられると思います。しかし、鼻・副鼻腔の領域では20年以上前から内視鏡下の鼻内手術が一般的に行われており、最新の治療法というわけではなく、普通の手術法として定着しています。手術成績や手術の危険性なども鼻外からの手術よりも良好で、手術による後遺症なども通常はほとんどありません。

手術の名前は内視鏡下鼻内副鼻腔手術／Endoscopic Sinus Surgery（以下ESS）と言いますが、この分野は近年進歩が目覚しく、鼻内から手術可能な範囲が拡大しています。鼻は顔の真ん中にあり、目（眼窩）や脳（頭蓋底）に近接する部位です。そのため鼻を経由して鼻以外の部位の手術を行うこ

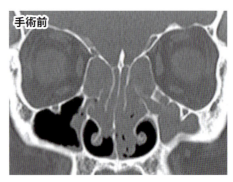
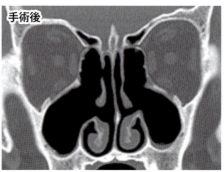

写真 内視鏡下鼻内副鼻腔手術施行前・施行後のCT画像の比較／手術前は副鼻腔に灰色の影が充満しており、炎症やポリープがあることが分かります。手術後には副鼻腔の小さな壁が取り除かれ、空気（黒い部分）が入っている部分が増えています

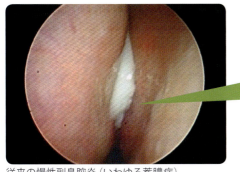
従来の慢性副鼻腔炎（いわゆる蓄膿症）

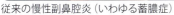
好酸球性副鼻腔炎

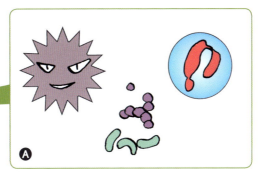

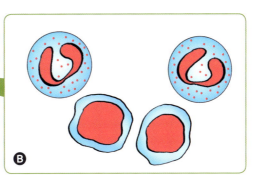

図　好酸球性副鼻腔炎と従来の蓄膿症の違い／従来の副鼻腔炎では細菌感染などが慢性化し、鼻の中に膿が出たり顔の痛みが出たりなどが特徴となり、細菌を退治する好中球という白血球が多くみられます（Ⓐ）。一方、好酸球性のものは好中球はあまりなく、好酸球という白血球が多くみられ（Ⓑアレルギーや気管支喘息に関係する白血球）、鼻の中にはポリープがたくさんできます

ともあります。例えば、頭の中にできた腫瘍を副鼻腔経由で摘出する、眼窩の中の腫瘍を鼻内から摘出するなどのケースです。現在、ESSの適応がある病気としては「表」のようなものがあります。副鼻腔炎については後述します。

　ESSを行う病気で最もポピュラーなのは慢性副鼻腔炎です。副鼻腔炎では、以前は蓄膿症と表現されていた細菌の感染で鼻から膿が出て顔が痛くなるといった病態が多かったものですが、近年は好酸球性副鼻腔炎と呼ばれる、難治性のものが増加しています。好酸球性副鼻腔炎の典型例では、気管支喘息の合併があり、鼻内に鼻茸が多発して早期からにおいが悪くなるなどの特徴があります（図）。通常は手術が選択されますが、再発率が非常に高く、手術をしても完治せずに、数年後に再手術が必要になることもあります。2015（平成27）年7月に厚生労働省の特定難病に指定されています。難病だけに手術をしても再発することも多いのですが、厳密に手術を行うことで、ある程度は再発率を下げ、よい状態を長く保てるようにすることは可能です。そのためには好酸球性副鼻腔炎に対するESSでは、より専門的にきっちりと手術を行うことが望ましいとされています（写真）。

　当院は県内で唯一の鼻科専門外来を設けており、鼻の手術に関しては長年にわたり中心的な役割を果たしています。手術支援機器（ナビゲーションシステムなど）も充実しており、アドバンスな手術に対しても対応可能となっています。入院期間は手術の内容にもよりますが、数日から1週間程度です。

鼻の病気	鼻中隔彎曲症、アレルギー性鼻炎、難治性鼻出血 慢性副鼻腔炎、鼻腔腫瘍、副鼻腔嚢胞 副鼻腔真菌症　など
眼の病気	眼窩腫瘍、眼窩膿瘍、眼窩吹き抜け骨折 甲状腺眼症、慢性涙嚢炎・鼻涙管閉塞　など
頭の病気	下垂体腫瘍、斜台腫瘍、頭蓋底腫瘍　など
その他	先天性後鼻孔閉鎖、外鼻変形　など

表　内視鏡下鼻内副鼻腔手術の適応となる疾患

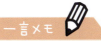
一言メモ

1. 当院では県内で唯一鼻科専門外来を設け、鼻科領域の外来・手術を行っています。
2. 当院では年間に100〜120件の鼻・副鼻腔手術を行っていますが、内視鏡下手術がほとんどで、鼻外手術を行うことは年に1、2件しかありません。
3. 鼻・副鼻腔疾患は鼻閉、鼻漏、嗅覚障害といった症状を伴うことが多く、手術によって患者さんのQOLを改善させることが期待できます。

Q & A方式

香川大学医学部附属病院の最新治療――皮膚の病気

Q32 アザやシミのレーザー治療について教えて？

皮膚科 助教（学内講師）
森上 徹也（もりうえ てつや）

Q アザ、シミのレーザー治療とは、どんなものですか？

A 皮膚のアザやシミの元になる色素にレーザー光を当て、光のエネルギーで色素を破壊し、アザやシミの色を薄くする治療法です。当科では、青・茶アザ、外傷性刺青、シミではメラニン色素を対象にしたQ-スイッチルビーレーザー（The Ruby Z1®）とQ-スイッチアレキサンドライトレーザー（ALEX®）を、赤アザではヘモグロビンを対象にした、可変式パルス波色素レーザー（Vbeam®）を導入しています（写真1）。当科には、日本レーザー医学会認定のレーザー専門医が1人在籍し、レーザー専門外来を設けています。治療は主に外来で行いますが、小さいお子さんの広範囲のアザの治療では、入院や全身麻酔が必要な場合があります（写真2）。また、化粧品会社の協力のもと、アザやシミに対するカムフラージュ用のメイクアップ指導を行っています。

Q どんなアザ、シミに効果がありますか？

A レーザー治療の対象になるアザ、シミには、健康保険が使えるものと、使えないもの（自費診療）があります。また、レーザー治療が適さないものもあります。

1．レーザー治療に保険適用があるアザ（図）
①太田母斑（ぼはん）（青アザ）：顔の半分に、青色～青黒色のアザができます。出現時期は生まれて間もない頃と、思春期頃の2つがあります。
②異所性蒙古斑（もうこはん）（青アザ）：赤ちゃんのお尻にある青アザ（蒙古斑）と同じような青いアザが、お尻以外の部分にできます。
③扁平母斑（茶アザ）：体のいろいろな部位にできる淡い茶色のアザです。直径が1.5cm以上の

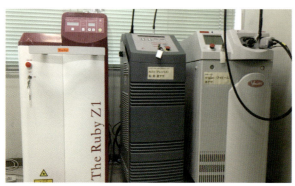

写真1　当科で使用しているレーザー機器／左から、Q-スイッチルビーレーザー、Q-スイッチアレキサンドライトレーザー、可変式パルス波色素レーザー

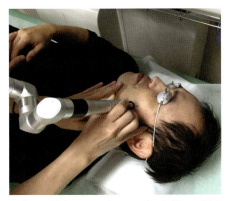

写真2 外来で、ルビーレーザーを顔面の扁平母斑に照射しているところ／治療者が手に持っているハンドピースから、レーザー光が発射されています。患者さんは、光から目を保護する眼鏡をかけています

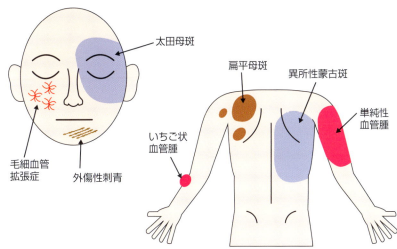

図 レーザー治療に保険適用が認められているアザ

ものが6個以上みられる場合は、全身性の疾患（フォン・レックリングハウゼン病など）が疑われることがあります。

④外傷性刺青：屋外などで負傷した際、傷に小さな異物が入り込み、刺青のような色がつくことがあります。

⑤単純性血管腫／ポートワイン血管腫（赤アザ）：皮膚に異常な毛細血管が増殖し、赤い色の変化をもたらします。

⑥いちご状血管腫（赤アザ）：生まれて数週間の赤ちゃんにできる、赤い皮膚の盛り上がりです。レーザー治療の対象は、体や腕などにできる比較的小さなものです。

⑦毛細血管拡張症（赤アザ）：毛細血管が太くなり、赤い糸くずのようなアザになります。外用ステロイドの誤用や、皮膚筋炎などの基礎疾患がある場合は、まずそちらから治します。

2. 健康保険が使えないもの＝自費診療

①老人性色素斑（シミ）、雀卵斑（ソバカス）：日光が当たるところにできる茶色のシミです。

3. レーザー治療が適さないもの

①母斑細胞母斑（ホクロ）：レーザーの刺激による悪性化のリスクがあるため、当科ではレーザー治療を行っていません。

②肝斑：主に成人女性の頬に、目の周りを囲むようにできる茶色のアザです。肝斑はレーザー治療によって、さらに色が濃くなります。当科では美白剤、遮光、メイクアップなどによる治療をお勧めしています。

Q レーザー治療の効果はどうですか？

A レーザー治療の効果は、アザやシミの種類、患者さんの体質などによって異なります。当科では治療を始める前に、十分なカウンセリングを行い、レーザー治療を含めた最適な治療をお勧めしています（写真2）。

一言メモ

1. 当科では、保険診療で認められている全ての青・茶・赤アザの治療が可能です。
2. アザやシミの種類によっては、保険診療が適用できないもの、レーザー治療が適さないものがあります。
3. レーザーの治療効果には、個人差があります。

Q&A方式

香川大学医学部附属病院の最新治療――皮膚の病気

Q33 外用ステロイドって、本当は怖いの？

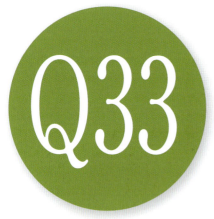

皮膚科 教授
窪田 泰夫
くぼた やすお

Q ステロイド外用薬を処方されたときに聞いておきたいことがあるのですが？

A 少なくとも以下の3点について説明してもらいましょう。

①塗る回数

塗る回数といつ塗るのか？　例えば1日2回朝の起床時と入浴後というように具体的な回数と塗るタイミングを指示してもらいましょう。

②塗る量

基本的には手のひら2つ分の皮膚病変に対して、ひとさし指の先端から第一関節までチューブの絞りだし量（長さ約2.5cm）が基本です（図1）が、この量だとべたつくと感じる場合もあります。特に夏場は、やや少なめに塗布するようにします。皮膚表面に軟膏を載せるだけではべたつきやすいため、軽く擦り込むようにし、光にかざすと塗った部位が少してかる程度が適量です。

とはいえ、患者さんが外用方法を守りやすいように塗り心地にも配慮しています。軟膏の「べたつき」を嫌って塗る量を少なくする患者さんも多いため、患者さんの好みや発汗状態を考慮して、べたつき感の少ないクリームや液、ゲルなどを処方します。ただ、軟膏と比べて、クリームや液では刺激感を伴いやすいのです。

また、保湿剤といえども、びらんなど激しい炎症のある皮膚では、かえって保湿剤による刺激性の皮膚炎を生じやすいので注意しましょう。

③塗る期間

慢性の皮膚病では強いランクの薬と弱いランクの薬を同時に処方されて「良くなったら弱い方に切り替えて」という指示を受ける場合が多いかもしれません。しかし、最初から切り替えのタイミングを患者さん自身の判断に任せるのは控えます。次回の来院までは処方された外用薬を医師の指示通りきちんと外用し使って、再診時に医師と患者さんが共に病変の改善の程度を確認しあった上で、別の薬剤に変更します。これを数回繰り返せば、患者さん自身も症状の評価や薬剤の変更に慣れてきます。

Q 説明を聞くだけでは忘れてしまいそうで不安なのですが？

A 診療室では、これら外用指導の内容をパンフレットとして患者さんに渡すことも多いのですが、当科外来では1～2分間の動画に編集した外用治療のビデオを作成し、患者さんにiPadを使って待合室などで見ていただいて学習をしてもらっています（図2）。

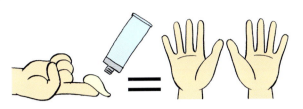

図1 塗る量：基本的には手のひら2つ分の皮膚病変に対して、ひとさし指の先端から第一関節までチューブの絞りだし量（長さ約2.5cm）が基本です

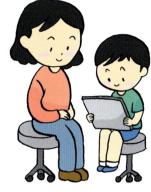

図2 外来で保護者と患児が外用薬の塗り方の動画を見ています

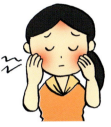

図3 ステロイド外用薬を長期間、顔に塗るときは気をつけましょう

●早期の注意信号
・塗るのをやめるとすぐ再発してしまう
・最初よりも外用薬の効果がなくなってきた
・最近は塗ってもあまり良くならない
・赤み、ほてり感、かゆみ、ぶつぶつが増えてきた、など

Q ステロイド外用薬の使用にあたっての方針は？

A 「頼らず、怖がらず」を基本にしてください。皮膚症状の改善とともにステロイド外用薬の使用をスムーズに減らしていく工夫が必要です。当科ではステロイド節約型の外用方法や症状が良くなったときにも急にステロイド外用を中止せず、徐々に使用を減らしていくことを定期的に、また一定間隔を置いた減量法を勧めています（詳細は当科ホームページで）。

治療開始時に、患者さんに外用薬の使用方法を説明することで、患者さんも納得して治療に取り組んでいます。外用薬は「何を使うか」ではなく、「どう使うか」、そして「どう止めるか」について、早い段階で説明してもらうことが大切です。

さて問題です。ステロイド外用薬の副作用で誤っているのはどれでしょうか？1つ選んでください。

1．毛深くなる
2．皮膚が薄くなる
3．にきびができる
4．皮膚が黒くなる
5．内出血しやすい

ステロイド外用薬の副作用を心配する患者さんは多いのです。医師も「心配ない」「大丈夫」と言うだけでは患者さんの理解や納得は得られません。患者さんの不安や心配の内容をよく聞き、解決できるように具体策を示します。患者さんには常に最新の情報やデータを提供できるよう努力しています。

「ステロイド外用薬を使うと皮膚が黒くならないか」。患者さんがこんな質問をよくされるのですが、これは副作用ではありません。元の皮膚病による炎症のために生じるものです。たとえ弱いステロイド外用薬でも長期間、漫然と顔面へ外用していると、急に中止することでほてりや赤みを伴う「酒さ様皮膚炎」を生じることもあります。顔面への長期のステロイド外用には注意が必要です（図3）。

※答えは4

一言メモ

ステロイド外用薬を使用する主な皮膚病は、アトピー性皮膚炎、乾癬、皮脂欠乏性湿疹、虫刺症、接触性皮膚炎などです。

外用薬は内服薬と比べて全身的な副作用の心配が少ないため、ともすると患者さんの理解、納得を得るだけの説明がなされないこともあります。不明な点については医師に質問してください。

Q&A方式

香川大学医学部附属病院の最新治療——周産期

Q34 超音波で赤ちゃんの何が見えますか?

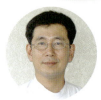

周産期科女性診療科 准教授
田中 宏和（たなか ひろかず）

Q 超音波検査は何のためにするのですか?

A 妊娠が分かったとき、正常に経過しているかどうか気になると思います。最初に受診したとき、超音波検査で子宮の中に赤ちゃんがいるかどうかを確認します。その上で、最終月経と超音波で確認できる赤ちゃんの大きさを比べて出産予定日を確定します（写真1）。その後は、赤ちゃんが順調に育っていっているかどうか、異常はないか、妊娠週数に応じて見ていきます。さらに、血液の流れの検査など機能的な評価も必要に応じて行います。

Q 超音波検査って、安全ですか?

A 超音波は、その周波数によって、さまざまな検査、治療に使われています。お腹の中を見るために使う超音波検査装置は、通常使用する周波数や時間であれば、妊娠週数にかかわらず、お母さんや赤ちゃんに全く問題がないことが確認されています。

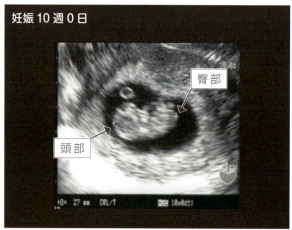

写真1 妊娠10週0日の赤ちゃんの超音波像です。この画像で妊娠週数を確定します

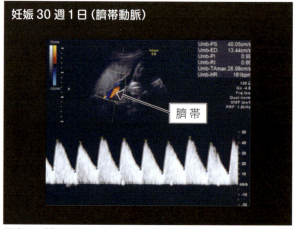

写真2 妊娠30週1日の臍帯動脈血流波形です。血管内の血液の流れを見ることで、赤ちゃんや胎盤の状態を予測できます

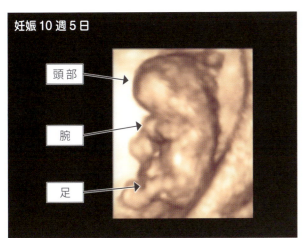

写真3　妊娠10週5日の赤ちゃんの3次元超音波画像です。既に腕や足ができて動きも見られるようになっています

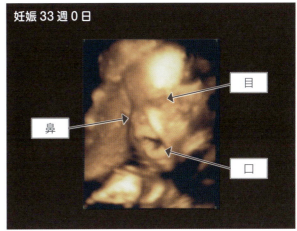

写真4　妊娠33週0日の顔の3次元超音波画像です。口やまぶたの動きも確認できます

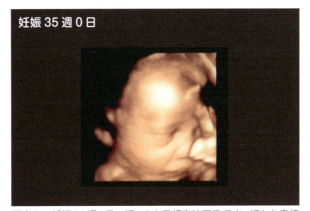

写真5　妊娠35週0日の顔の3次元超音波画像です。細かな表情まで確認できます

Q 超音波検査で何が分かりますか？

A　当院は、妊娠初期から出産まで、妊婦健診の際に毎回超音波検査を行っています。赤ちゃんの頭や胴体、大腿の大きさを測定することで赤ちゃんの推定体重を計測します。さらに、妊娠週数に応じて頭部、心臓、腹部などを詳細に観察することで、大きな異常がないかどうかも同時に確認していきます。これらに加えて、臍帯（臍の緒）や脳の血流の評価（写真2）や羊水量の評価などを組み合わせて、赤ちゃんが元気なことを確認しながら妊娠の経過を診ています。近年の超音波検査の発達によって、3次元超音波や4次元超音波が比較的簡単に行えることで、赤ちゃんの断面だけでなく、「スナップ写真」のような鮮明画像が得られるようになってきました（写真3、4、5）。さらに最近は、これらを利用して、赤ちゃんの運動や表情から神経の発達を評価する試みも行われるようになっています。

一言メモ

1. 当院は、妊娠の初診時から妊婦健診で受診した際には、超音波検査を毎回実施して、赤ちゃんが元気かどうか、異常がないかどうかの評価を行っています。
2. 3次元超音波や4次元超音波は、赤ちゃんの状態を観察する検査の1つですが、その姿をお母さんや家族と一緒に確かめることによって、赤ちゃんに対する愛着を育てることにも役立てています。
3. 当院の周産期科女性診療科には、2人の超音波指導医を含む5人の超音波専門医が常駐し、専門的な超音波検査を日常診療で実施しています。

Q&A方式

香川大学医学部附属病院の最新治療──新生児の病気

Q35 赤ちゃんの最新医療にはどんなものがありますか？

総合周産期母子
医療センター 講師
やすだ さねゆき
安田 真之

Q 赤ちゃんを取り巻く医療環境はどのようになっていますか？

A 近年、新生児医療の発展は目覚しいものがあり、日本は世界で最も赤ちゃんの死亡率の低い国になっています。しかし、全てのお産が安全というわけではありません。およそ分娩1000例中数例は新生児仮死と言われる、医療対応の必要な赤ちゃんが生まれます。新生児仮死の原因には母体の感染や胎盤のトラブルなどさまざま、いつどこで発症するか予期できないケースも多々あります。

そのため、どのような分娩施設においても新生児蘇生が行えるよう、国際基準と学会に認定された「新生児蘇生法普及事業」が行われています。これは分娩に携わる医師、看護師、助産師に新生児蘇生の適切なトレーニングを行うもので、香川大学医学部附属病院は四国で唯一の新生児蘇生法トレーニングサイトとなっています。

Q 重症の赤ちゃんが生まれた場合、どんな治療がありますか？

A 治療が必要な赤ちゃんの病気はさまざまです。例えば、分娩時にストレスを受けた新生児仮死に対応する最新治療として「低体温療法」と「一酸化窒素吸入療法」があります。

「低体温療法」は、分娩前後に受けた脳障害を軽減する目的で、正常（37℃）より2～3℃低い体温を保つ治療法です。実際には「図1」のように行います。冷やすことにより脳細胞の代謝が緩やかになったり、炎症が抑えられたりすることで効果があると考えられています。そのため治療開始は早い方

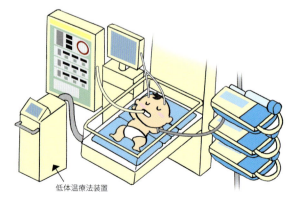

低体温療法装置

図1　低体温療法

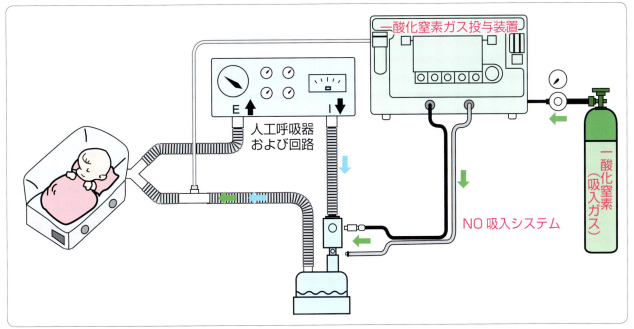

図3　一酸化窒素吸入療法装置

が良いとされ、生後6時間以内に開始すると有効だとされています。また、大人に比べて赤ちゃんは低体温状態では呼吸や循環が不安定になりやすいため、全身管理のできる施設だけで可能です。当院は新生児低体温療法登録事業の実施可能施設となっています。

「図2」はお母さんの胎内から生まれた後の呼吸と循環の変化を示しています。赤ちゃんはお母さんのお腹にいる間は、胎盤から赤ちゃんに酸素などが送られます。生まれた後はへその緒がなくなるため、自分で肺を使って息をして、血液の循環で体に酸素を送ります。しかし、ストレスにより赤ちゃんが呼吸するべき肺の血管が縮んで、体に酸素が取り込めなくなり、酸素化が悪化する状態の新生児遷延性肺高血圧症という病気があります。

「一酸化窒素吸入療法」は、新生児遷延性肺高血圧症に対する治療法です。実際には「図3」のように行います。以前は肺の血管を広げるために点滴の血管拡張薬を使っていました。その場合、肺以外の全身の血管が広がってしまい、血圧が低下するという重大な副作用がありました。しかし、血管拡張作用のある一酸化窒素を人工呼吸器より吸わせることで、肺の血管のみ拡張させ、全身の影響を軽減することが可能になりました。

いずれの治療でも退院後も赤ちゃんの定期的な経過観察が欠かせません。当院では新生児・発達外来で対応しています。

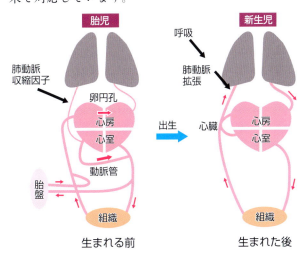

図2　赤ちゃんの生まれる前後での呼吸、循環の変化

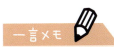

1. 赤ちゃんが元気に生まれるための蘇生法があり、トレーニングサイトになっています。
2. 新生児低体温療法、一酸化窒素吸入療法などの最新治療により赤ちゃんの救命率が向上しています。
3. 入院での加療だけでなく、退院後も外来で慎重に経過観察を行います。

Q&A方式

香川大学医学部附属病院の最新治療——食物アレルギー

Q36 子どもの食物アレルギーが心配なのですが？

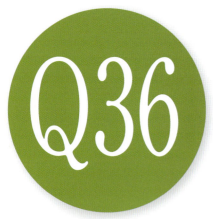

小児科 助教
西庄 佐恵(にしょう さえ)

Q 血液検査で簡単に診断できるのですか？

A 食べたものは体の中で分解され、食物のタンパク質は血液の流れに乗って運ばれます。このタンパク質と血中のIgE(アイジーイー)という抗体が結合すると、アレルギーを担当する免疫細胞に信号が送られ、かゆみなどアレルギー症状を引き起こす化学物質が体中にばらまかれます。その結果、じんましんや咳、ショックなどさまざまな症状が現れます。この血中のIgE抗体の値を測定することで、その人が何にアレルギーを起こしやすいのかを調べることができます。

しかし食物アレルギーは、何かを食べてアレルギー症状が現れたときにはじめて疑われることから、IgE値は高いが食べても何の症状も出ないという場合は、食物アレルギーではありません。一方、食べたことはないがIgE値が高いという場合は、食べてみないと食物アレルギーかどうかは分かりません。血液検査は、診断の補助、参考になるものの、確実に診断するには食物経口負荷試験（食べてアレルギー症状が出るかどうかを判定する検査）が必要になります。

ただ、卵や乳製品、小麦については、IgE値を見れば症状が出るかどうかをある程度予測できるため（図1）、特に2歳未満で食べれば恐らく症状が出るだろうという場合は無理して負荷試験を行わず、食物アレルギー「疑い」として除去食にする場合があります。いずれにしても大きくなったり、入園や入学前には負荷試験が必要となってきます。

Q 食物経口負荷試験とはどんな検査ですか？

A 食物経口負荷試験には3つの目的があります。1つめは、食物アレルギーかどうかを診断すること（図2）。2つめは、食物アレルギー

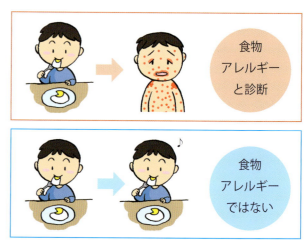

図2　食物経口負荷試験とは？
食物アレルギーを確実に診断できる唯一の検査です

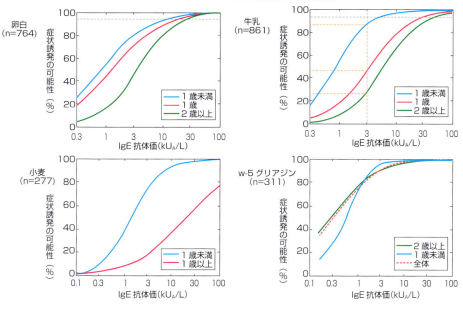

図1 プロバビリティカーブでは、IgE値と年齢によって症状が誘発される確率が分かります。例えば、1歳で卵白IgEが10だと、約80%の患者さんでアレルギー症状が出る可能性があります。ただし、症状の程度は予測できません（厚生労働科学研究班による「食物アレルギーの診療の手引き2014」から転載）

が治ったかどうかを確認すること。子どもの食物アレルギーは、その多くが自然に治ってきますが、治ったかどうかは食べてみないと分かりません。3つめは、どの程度までなら安全に食べられるのかを確認すること。例えば、卵1個は食べられなくても8分の1個なら食べられるかもしれません。8分の1個食べることができれば、クッキーや菓子パンなど卵加工品の多くを食べてもアレルギー症状は出ず、厳格な除去が必要ではなくなります。

実際の負荷試験では、何をどのくらい食べるかは医師と相談して決定しますが、食べた後の2時間は病院内で慎重に様子を見ます。ショックなどの強いアレルギー症状は2時間以内に現れることが多いからです。ただし、医師の指示がなく自宅で食べさせるのは危険です。負荷試験を希望される場合は医療機関で相談してください。

Q 経口免疫療法について教えてください

A これまで食物アレルギーに対しては、アレルギーの原因となる食物を厳格に除去して自然に治るのを待つ、というのが一般的な対処法でした。つまり「治療」と呼べるものが存在しなかったということになります。ところが最近は「あえて食べて治す」という経口免疫療法が注目されています。もともと私たちの体には「経口免疫寛容」という、食べ物に対する体の拒否反応を抑える働きがあります。原因食物を計画的に増量しながら食べ続けることでうまくこの力が引き出され、アレルギー反応を起こしにくくなると考えられています。通常、このような経口免疫療法の対象となるのは、ごく少量でも強いアレルギー症状が出てしまい、かつ自然治癒が期待できないような重症患者さんで、その安全性が最大の問題点です。従って「食物アレルギー診療ガイドライン2012」では、経口免疫療法は「専門施設で研究的な段階の治療」として位置付けられ、いまだ一般的な治療としては推奨されていません。

当院では経口免疫療法は行っていませんが、負荷試験で「食べられる量」を確認し、症状が出ないことを確認しながら食べ続け、繰り返し負荷試験を行って「食べられる量を増やしゴールをめざす」という「食事指導」を行っています。ただし、この食事指導には安全な量を確認するための病院での負荷試験が必須です。「自宅でちょっとずつ増やしてみる」といったことはしないで、医療機関に相談してください。

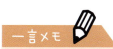

一言メモ

食物アレルギーの診断・管理において、食物負荷経口荷試験はとても重要です。

Q&A方式

香川大学医学部附属病院の最新治療――血液の病気

Q37 臍帯血移植って、どんな治療法ですか?

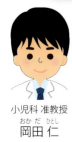

小児科 准教授
岡田 仁（おかだ ひとし）

Q 臍帯血（さいたいけつ）って、何ですか？

A 赤ちゃんがお母さんのお腹の中にいるときにお母さんの胎盤と赤ちゃんを結んでいるものがへその緒になります。へその緒には血液が流れていてお母さんから酸素やいろんな栄養をもらっています。生まれた赤ちゃんからへその緒は切り離されて、お母さんの子宮から胎盤とへその緒は切り離されて役目を終えます。分娩後の胎盤とへその緒に残った血液を臍帯血と言います。この血液は赤ちゃんの血液で、増える力の強い血液を作るもとになる細胞（造血幹細胞）が含まれており、少ない数でも骨髄（こつずい）の機能を回復させる能力を持っています。

Q 臍帯血移植って、どうやってするのですか？

A 白血病や再生不良性貧血のような血液悪性疾患と重症複合型免疫不全症やムコ多糖症など先天性疾患に対して骨髄移植という治療法があります。骨髄は血液を作る場所で、造血幹細胞が多くいます。元気な造血幹細胞のたくさん入った骨髄液を、病気のために血液がうまく作れなくなっている患者さんの骨髄に入れ換えて病気を治す方法を

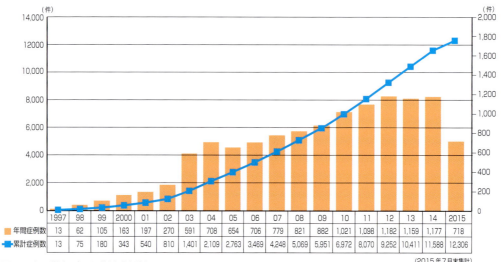

図1　さい帯血バンク移植症例数

	1997	98	99	2000	01	02	03	04	05	06	07	08	09	10	11	12	13	14	2015
年間症例数	13	62	105	163	197	270	591	708	654	706	779	821	882	1,021	1,098	1,182	1,159	1,177	718
累計症例数	13	75	180	343	540	810	1,401	2,109	2,763	3,469	4,248	5,069	5,951	6,972	8,070	9,252	10,411	11,588	12,306

（2015年7月末集計）

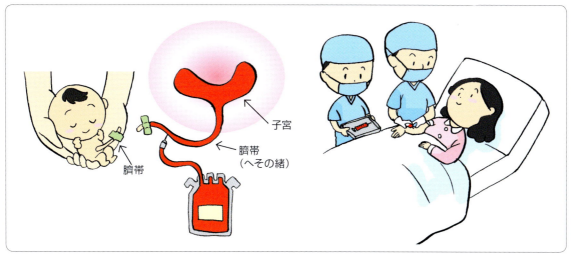

図2　臍帯血の採取

骨髄移植と言います（Q15「造血幹細胞移植とは、どんな治療？」P62参照）。

　白血球の血液型（HLA）がきちんと合っている同胞がいれば、その方から骨髄液をもらって移植を行うのですが、HLAが合う確率は25％しかありません。HLAが合わなかった患者さんは他人から造血幹細胞をもらわないといけません。その時に利用できるものの1つに臍帯血があります。臍帯血に含まれている造血幹細胞を患者さんに移植するので臍帯血移植と言います。

　臍帯血は後産とも言われる、出てきた胎盤とへその緒から採取します（図2）。そのため、お母さんにも赤ちゃんにも全く負担はかかりません。集めた臍帯血はすぐに必要な部分だけ選んで液体窒素の中で凍らせて保存されます。いろんなチェックを行い品質の良い臍帯血はさい帯血バンクに登録されて必要なときにすぐに利用できるように準備されます（図1）。バンクで利用する臍帯血は、残念ながら香川県にはありません。決まった病院でしか採取できません。

　臍帯血移植の方法は、さい帯血バンクの中から患者さんのHLAに合った適切な臍帯血を選びます。移植の日程が決まれば、事前に冷凍された臍帯血が病院に届けられます。患者さんは無菌室に入り、前処置（前治療）という治療を行い、移植する直前に臍帯血を解凍し、静脈から臍帯血を注射します。造血幹細胞はニッチという血液を作る場所に移動し、血液を作るようになります（生着）。白血球が十分作れるようになれば無菌室から普通の病室に移動になります。移植に伴ういろいろな問題を克服すると約3か月で退院となり、社会復帰できるようになります。

Q 臍帯血移植の利点と欠点は、何がありますか？

A　臍帯血移植ではHLAが少し違っていても利用でき、移植した細胞が患者さんの体を攻撃する反応が強く出にくいこと、臍帯血は数週間でかつ確実に入手でき患者さんの状態を最優先に移植時期が決められること、骨髄液を提供する人（ドナー）の負担がない点が利点として挙げられます。欠点として血球回復が遅いこと、感染症にかかる割合や骨髄でうまく血液を作ることができない（生着不全）割合が骨髄移植に比べて多いことが挙げられます。

一言メモ

1. 臍帯血移植はへその緒に含まれる造血幹細胞を用いた移植です。
2. 臍帯血移植は患者さんの状態を優先して移植の計画が決定できます。
3. 香川県でさい帯血バンクから臍帯血移植が行える小児科は香川大学病院だけです。

Q&A方式

香川大学医学部附属病院の最新治療——子どもの病気

Q38 子どもの手術は怖いですか？

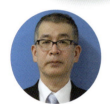

小児成育外科 科長（准教授）
下野 隆一
しもの りゅういち

Q 子どもの手術は怖い感じがしますが？

A 当院小児成育外科で手術する子どもの体重は超低出生体重児の1kg未満の乳児から80kgを超す思春期の子どもまで年齢も体重もいろいろです。手術には小児外科専門医の資格を持つスタッフがあたり、子どもの状態や大きさに応じて「最小限の侵襲で最大限の効果が得られる」方法を選択します（写真）。小児外科医以外に、そのお子さんに応じた専門のスタッフ（小児担当看護師や小児担当麻酔科医）が専門の部署（NICUや小児科病棟）で手術前、手術中、そして退院までお子さんのお世話をします。

さらに、退院後も小児外科専門の病気だけでなく、小児科の各専門（小児神経医、小児腎臓医、小児消化器医など）とともに子どもの成長を見守るよう取り計らっています。

当院のように小児外科の手術を行うための専門のスタッフと設備がそろっている施設で行う子どもの手術は極めて安全といえます。

Q 子どもにも内視鏡を使った手術を行うって聞きますが？

A 最近、小児領域でも成人と同様、胸腔鏡や腹腔鏡を用いた内視鏡手術を行うことが増えてきました（表）。内視鏡手術では創が小さく回復が早い、体の深い部分の操作がしやすいなどのメリットがあります。大人に近い体格の子どもでは大人と同様の手術を行う場合もありますが、子どもは大人と比べて一般に体格が小さく、手術操作がしにくいこともあり、そのような場合は、通常の開胸、開腹で手術を行います。また、手術前に手術方法の選択についても説明し、無理な内視鏡手術は行いません。

Q 手術の創は残りますか？

A 手術の種類や状態によって多少異なりますが、当院小児成育外科は子どもの将来を考慮の上、創をなるべく小さくし、目立たないように心掛けています。創を目立たなくするには手術の

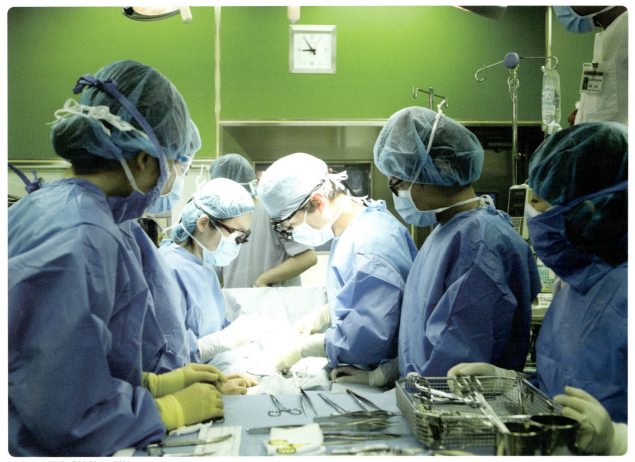

写真　小児育成外科の手術

創そのものを小さくします。おへそや皮膚の皺を有効に活用したり、内視鏡下で手術を行うなどがあります。しかし、お子さんの状態が切迫しており、病状が重篤な場合は創の大きさより病気を確実に治すことに最重点を置くため、やむを得ず手術創が大きくなることもあります。手術創が将来目立つかどうかは創の大きさよりも、むしろ創部の治り具合によることが大きいと思われます。具体的には感染によって創が開いたり、ケロイドなどで傷跡が目立つことがあり、このような場合は美容・形成外科にコンサルトする場合もあります。

	鏡視下手術	小切開手術
漏斗胸手術	○	×
縦隔腫瘍切除術	△	△
肺葉切除術	△	△
消化管閉塞手術	△	△
虫垂炎	○	△
鼠径ヘルニア	△	○
噴門形成術	○	×
腹部腫瘍切除	△	×
卵巣腫瘍切除術	△	△
肥厚性幽門狭窄症手術	×	○

○　通常適応となる疾患
△　症例により適応となる疾患
×　適応になりにくい疾患

表　鏡視下手術の適応症例

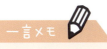
一言メモ

　子ども専門のスタッフにより子どもの手術も安心して行えるように取り計らっています。子どもの内視鏡を使った手術では安全かつメリットのある場合に適応症例を選んで実施しています。

Q&A方式

香川大学医学部附属病院の最新治療——子どもの病気

Q39 小児成育外科って、どんな治療をするの？

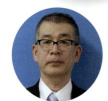

小児成育外科 科長（准教授）
下野 隆一
しもの りゅういち

Q 小児成育外科って、聞き慣れない診療科ですが？

A 当院の小児成育外科は、他の施設では「小児外科」を掲げていることが多い診療科です。この2つの呼称の違いは一般に小児外科は初診年齢が0〜15歳で手術を必要とするお子さんを扱う診療科なのに対し、小児成育外科は子どもがお母さんのお腹にいるときから大人になってからも継続して診療を行い、そのお子さんを一生を通して診ていくという意味を込めています。実際の診療現場で出生前に分かった病気について家族に説明したり、出生のタイミングや出生後の管理方法を産婦人科や小児科の医師と話し合い決めています。小児外科特有の疾患であれば、子どもの年齢を超えた患者さんでも診る場合もあり、子どものときの治療が大人になってもうまくいっているか、また、そのお子さんが学校や職場で問題なく過ごせているか、など、そのお子さんを一生診ていくのが小児成育外科です（図1）。

Q 小児成育外科で診る病気は？

A 主に診る体の部位は首、胸、お腹、皮膚の病気です。具体的には呼吸をする気道や首のでき物などの疾患（気管狭窄症や軟化症、正中頸嚢胞、リンパ管腫など）、胸の肺、胸郭などの疾患（嚢胞性肺疾患、縦隔腫瘍、横隔膜ヘルニア、漏斗胸など）、お腹の腸管や肝臓など消化器の病気（先天性腸閉塞症、胆道拡張症、胆道閉鎖症、虫垂炎、腸重積症、固形腫瘍など）、体表の腫瘍や嚢胞（リンパ管腫、腫瘍など）です。また、気道や消化管の異物誤嚥・誤飲も他科と協力して行っています（図

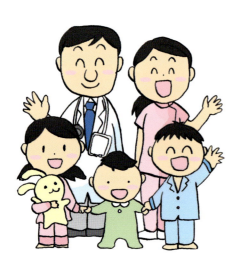

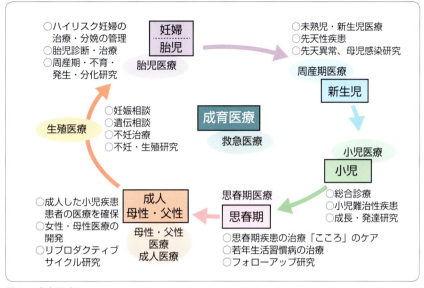

図1　成育医療

2）。

　疾患によっては歯科口腔外科、耳鼻咽喉科、胸部外科、消化器外科、泌尿器科、形成外科などと重なっていることもあり、その場合は各診療科と協力し合って、最善の治療を行うようにしています。

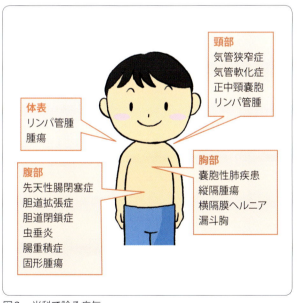

図2　当科で診る病気

Q 頭や手足の病気やけがも診てもらえますか？

A　子どもの軽微な擦り傷・切り傷などは主にかかりつけの小児科や外科などで、また、頭部の外傷や手足の骨折などは、それぞれ脳外科や整形外科が専門に診ています。しかし、交通外傷などで胸やお腹に外傷がある場合は、小児外科医が救急部のスタッフなどと一緒に診断や治療を行っています。

当院の小児成育外科は子どもの病気を胎児期から大人に成長するまで一生を通じて診ていく診療科です。主に診る体の部位は首、胸、お腹、皮膚の疾患ですが、他科の医師と一緒に診ることもあります。

Q & A方式

香川大学医学部附属病院の最新治療——関節リウマチ

Q40 関節リウマチかも、と言われたら？

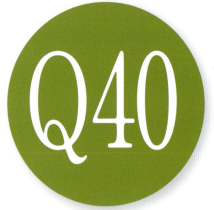

膠原病・リウマチ内科
科長（講師）
どばし ひろあき
土橋 浩章

膠原病・リウマチ内科
助教
かめだ ともひろ
亀田 智広

Q 関節リウマチとは、どんな病気ですか？

A　関節リウマチは主に手や足の節々（関節）の痛みと腫れがあちこちに起こる慢性的に続く病気です。これを関節炎と言います。関節炎がひどくなると、関節の骨や軟骨が破壊されます。その結果、手や足が変形してしまい物が持てなくなる、立ち上がれなくなる、歩けなくなるなど、体を自由に動かせなくなってしまいます。

また、関節だけでなく肺や皮膚、心臓に病気が起こることもあります。原因は不明ですが、ばい菌やウイルスから身を守る免疫に異常が起こることで発症します。女性が男性に比べて4倍起こりやすい病気ですが、男性の患者さんも少なくありません。老人に起こりやすい病気と誤解されることがありますが、10歳代でも起こります。30〜40歳代の働き盛りで発症する場合が一番多い病気です。

関節リウマチの診断と治療は、この10年間で目覚しく進歩し、新しい治療法が次々と開発されています。関節リウマチによる関節の痛みを忘れるくらい良くなる治療ができるようになり、実際に患者さんの人生が大きく改善されています。しかし、残念ながら多くの関節リウマチは治ることなく、「上手に付き合う」ことが大切だと思います。ひと口に関節リウマチと言っても患者さんによって少しずつ異なるため、自分に合った治療を受けることが大切です。関節リウマチの治療薬には飲み薬や注射薬（生物製剤）などの幅広い治療選択肢があります。当院はそれらを駆使して、それぞれの患者さんに満足していただける治療を行っています。

Q こわばりが続きます。病院へ行った方がいいですか？

A　関節リウマチでは、最初は「使い過ぎによる痛み」と思っていたと話す患者さんが多くいます。3週間以上続いている場合や、左右対称に痛むときには受診をお勧めします。関節の痛みに加えて体のだるさや微熱などの症状がある場合にも受診をした方が良いでしょう。こわばりについては、朝起きたときに関節に現れるのがこの病気特有の症状で、動かしているうちにだんだんと楽になります。朝のこわばりが1時間以上も続く場合は要注意です。タオルが絞りにくい、ペットボトルのふたが開けにくい、などの症状が現れます。

関節リウマチは、今では早期の診断、治療で多くの場合は以前に比べて圧倒的に良くなりました。早

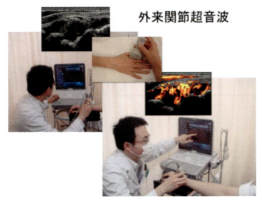

写真　外来診察室での関節超音波検査／関節超音波検査で関節リウマチを迅速に診断します

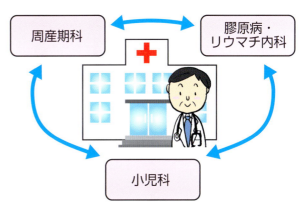

図1　当院における関節リウマチ患者さんの妊娠、出産の現状／多くの関節リウマチ患者さんが出産しています

期受診が大切です。診断は問診、関節を含めた体の診察と血液検査が一般的です。X線や超音波検査などを追加する場合もあります。当院では、一般的な診察に加えて外来診察室での超音波検査を活用して迅速に関節リウマチの診断を行っています（写真）。

Q 子どもが産めるか心配で悩んでいます

A　結婚適齢期の女性にも多い病気なので多くの患者さんから同じ質問を受けます。治療前、妊娠、出産について医師からも必ず説明があるはずです。以前は、多くの方に十分な効果のある治療がなく、出産の高いハードルになっていました。出産はもちろんですが、子育てがさらに高いハードルだったと思います。しかしながら最近は、治療法の飛躍的な進歩で多くの患者さんが出産、子育てをしています。妊娠、出産、子育てに最も重要なことは関節リウマチをしっかりコントロールすることです。さまざまな注意事項はありますが、関節リウマチだからといって出産できないことはありません。

当院は婦人科や小児科の緊密な協力のもと、多くの関節リウマチ患者さんの出産、子育てをサポートしています（図1、2）。

図2　関節リウマチ患者さんの妊娠、出産のサポート体制／各診療科が連携して妊娠、出産を支援しています

一言メモ

1. 朝のこわばりが続く場合には関節リウマチの可能性があります。
2. 関節リウマチは早期の診断が重要です。当院は外来診察室での関節超音波検査で、より迅速な診断を行っています。
3. 関節リウマチをしっかりコントロールできれば、妊娠、出産、子育ては十分可能です。

Q & A 方式

香川大学医学部附属病院の最新治療──感染症の病気

Q41 エイズを正しく理解したいのですが？エイズは怖い病気？

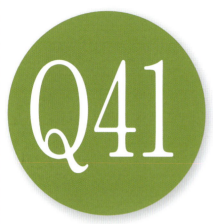

輸血部 部長（教授）
窪田 良次（くぼた よしつぐ）

Q エイズって、一体どんな病気ですか？

A HIV（Human Immunodeficiency Virus; ヒト免疫不全ウイルス）というウイルスが人の血液中に入ってきて、体の中で増える状態をHIV感染症と言います（図1）。HIV感染症になると免疫を担当している白血球（CD4陽性リンパ球）がHIVにより破壊され徐々に減少していきます。その結果、数年から十数年で、体の抵抗力が低下し、通常ではかかることのない感染症（日和見感染症）やがんを併発しやすくなります。日和見感染症やがんを併発した状態をエイズ（AIDS; 後天性免疫不全症候群）と呼んでいます。すなわちエイズとは、HIV感染症がより進行した状態といえます。適切な治療を受けなければ1～3年で死んでしまいます。

Q エイズはどのようにして人にうつるのですか？

A 国内ではHIV感染症／エイズは毎年約1500人が新たに報告されています。エイズの原因であるHIVは、性行為、汚染された血液の輸血や薬物の静脈内注射、母子感染により人から人にうつります（図2）。最も多い原因は、性行為で、特に、男性の同性間性行為によるものですが、最近は、異性間性行為による男性・女性の感染例が増えています。HIVはうつりやすくて怖い病気というイメージがあります。

しかし、HIVの感染力は、C型肝炎ウイルスの10分の1、B型肝炎ウイルスの100分の1で、本当は他のウイルスよりうつりにくいウイルスなのです。性行為でうつる確率は、0.1から1％といわれています。精液・膣分泌液・汚染された血液・母乳などは、感染源となりますが、汗、唾液や涙でうつることはありません。従って、通常の日常生活でHIVがうつることはないのです（表）。

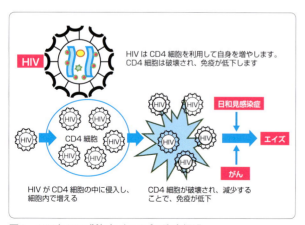

図1　HIVとHIV感染症／エイズの臨床経過

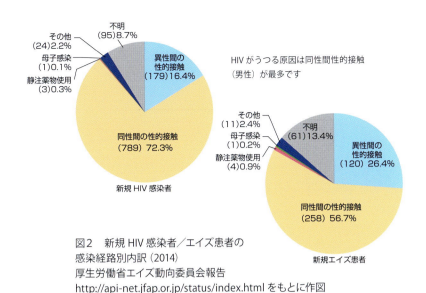

図2 新規HIV感染者／エイズ患者の感染経路別内訳（2014）
厚生労働省エイズ動向委員会報告
http://api-net.jfap.or.jp/status/index.html をもとに作図

唾液	汗・涙
挨拶程度の軽いキス	涙
咳やくしゃみ	公衆便所
回し飲み	お風呂やプール
同じ鍋をつつく	握手
	ベッドのシーツ

生活	ペット・虫
バスや電車のつり革	犬・猫・鳥などの動物
学校・職場・同居	蚊・虫
理容店・美容院	

通常の日常生活で、HIVがうつることはありません

表　こんなことでは、HIVはうつりません

Q どんなときにエイズ検査を受けたらいいのですか？

 梅毒やウイルス性肝炎などの性感染症にかかっている場合や、かかったことがある場合には、ぜひエイズ検査を受けてください。HIV感染症/エイズでは、他の性感染症（特に梅毒やB型肝炎）をしばしば合併しています。また、比較的若い人で、帯状疱疹や口腔内カンジダ症に繰り返しかかる場合もエイズ検査を受けてください。HIVがうつった病初期（最初の約1か月）に一過性にインフルエンザ様症状（発熱・のどの痛み・筋肉痛や関節痛・リンパ腺の腫れ）が現れることがあります。インフルエンザや風邪ウイルスでない場合には、エイズ検査を受けた方がいい場合もあります。

保健所で無料・匿名でエイズ検査を受けることができます。また、一部自己負担になりますが、当院をはじめエイズを診療している病院（エイズ診療拠点病院）で検査を受けることができます。

Q エイズを治療する方法はあるのですか？

 HIV感染症/エイズの治療は著しく進歩しました。適切な治療を受ければ免疫力が回復し死ぬことが少なくなり、多くの人が健常人と同じように日常生活・社会生活を送れるようになりました。治療は、ART療法といって複数の抗HIV薬（通常3種類）を内服します。現在は、合剤が使用可能になり1日1回1錠の内服で治療できる場合もあります。

とはいえ、今の治療薬は、HIVを体から完全に除去することができないため、長期間にわたって内服を続ける必要があります。「飲み忘れ」のないことが、HIV感染症/エイズの治療では重要です。HIV感染者/エイズ患者は病気の治療以外に経済的問題や心理的問題を抱えていることが多く、当院では、医師・看護師・薬剤師・ソーシャルワーカー・臨床心理士・栄養士が「エイズ診療チーム」をつくり、あらゆる面からサポートしています。

一言メモ

1. エイズは、適切な治療で普通の社会生活が送れるようになります。
2. HIVは感染力が弱く、日常生活で感染することはありません。
3. 早期診断が重要です。
4. 当院は香川県エイズ治療中核拠点病院に指定されており、各職種よりなるエイズ診療チームが専門性を生かしたチーム医療を実践しています。

Q&A方式

香川大学医学部附属病院の最新治療──歯と口の病気

Q42 切らずに治せる？抜かずに治せる？口の中の内視鏡手術とは？

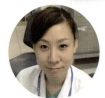

歯・顎・口腔外科 助教
中井 史
なかい ふみ

Q 口の中の手術にも内視鏡を使うの？

A 歯を抜いたり、できものを切除したり、口内の手術には多くの種類があります。しかし、口の中は狭いため、見えにくい部分がたくさんあります。口の中の手術でも内視鏡の進化により、見えにくかった顎の骨の中や、唾の通り道の細い管の中などをはっきりと大きな画面で見ることができるようになりました。今まで抜歯しか方法がなかったのに抜かずにすんだり、切開しなければできなかった手術が切らずにすむ可能性があります。

Q 歯を抜かずにすむ方法があるのですか？

A 歯周病やむし歯、歯が折れたなど、どうしても歯を抜かなければいけない理由はたくさんあります。歯を抜く原因の1つに、根っこの先に膿の袋ができてしまったという場合があります。これは、むし歯が歯の神経まで進行したのに放っておいたり、神経を治療した歯でも、むし歯の細菌が根っこの先まで入り込むことで起こります。こうなった歯はかぶせ物を壊して根っこの中を掃除するのですが、治らなければ膿の袋ごと歯を抜いてしまわなければいけません。しかし、根っこの先の汚れた部分を切ってきれいな詰め物をする「歯根端切除術」という手術で、きれいなかぶせ物を壊さずに、歯も抜かずにすむ可能性があります。

この「歯根端切除術」とは歯ぐきを切ってめくり、膿の袋を取り除き、汚れた根っこの先を切って掃除し、きれいな詰め物をする手術です（図、写真1）。歯の根っこは顎の骨の中の直接見えない場所にあるため、今までは奥歯は手術ができませんでした。そこに内視鏡が登場したことにより、今までは諦めていた直接見えない奥歯の根っこを治すことができる

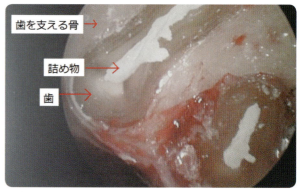

写真1　歯根端切除術／内視鏡で根っこの先に詰め物が入っているのが確認できます

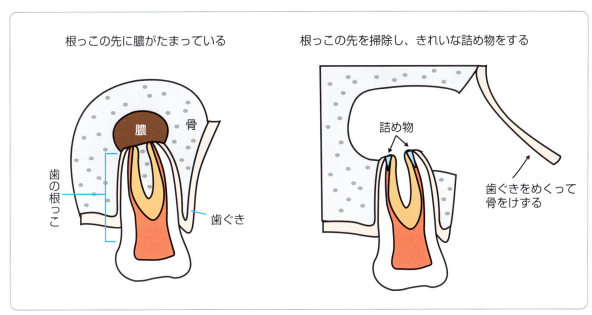

図　歯根端切除術

ようになりました。前歯も内視鏡を使うことで、直接見るよりずっと正確に手術ができます。

Q 唾を作る所に石があります。切らずに取れませんか？

A 唾液腺という唾を作る場所や、その通り道の管にできてしまった石を「唾石」と言います。唾石があると食事中などに腫れや痛みが生じる場合があり、取るためには口の中や顎の下などを切らなければいけませんでした。しかし、最新のとても細い専用の内視鏡（写真2）を使うことで、唾の通り道にカメラと細い器具を一緒に入れて唾石をつかんで取り出すことができるようになりました（写真3）。この方法は全国的にも限られた施設でしか行われていません。唾石の位置がとても深かったり大き過ぎる場合は、内視鏡を駆使しても取れないこともありますが、切らずに取れるかどうか調べてみることをお勧めします。

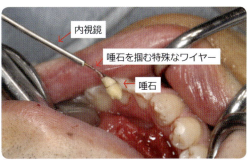

写真3　内視鏡下唾石摘出／内視鏡の中を通した器具がつかんで取り出してきた唾石です

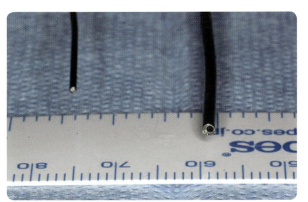

写真2　唾石専用の内視鏡／左：唾の通り道を観察する内視鏡。右：唾石をつかむ器具が中を通る内視鏡

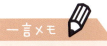

一言メモ

1. 当院では口の中の手術に内視鏡を使用し、低侵襲で安全性の高い手術を行っています。
2. 膿の袋ができて抜かなければいけない歯も、内視鏡を用いた「歯根端切除術」でできるだけ抜かずに治療しています。
3. 唾の通り道にできた「唾石」も、内視鏡を使って切らずに取る治療を行っています。

Q&A方式

香川大学医学部附属病院の最新治療──口のトラブル

Q43 がんの治療と口の中の環境は関係ありますか？

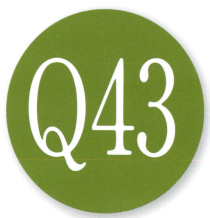

歯・顎・口腔外科 准教授
大林 由美子（おおばやし ゆみこ）

Q がんの治療で精いっぱいです。口の中のことまで考えられないんですけど……

A どんながん治療も口の中とは大いに関係があります。全身麻酔での手術中は、口から気管に人工呼吸のチューブを挿入することになります。口内の清掃が不十分だと気管の奥に口の細菌が押し込まれ、術後の肺炎の原因になることがあります（図1）。また口内の細菌は傷口の感染を引き起こすこともあります。抗がん剤治療では口内炎、味覚異常、口の乾燥、歯ぐきの腫れや痛み、カビやウイルスによる感染などが起こることがあります。使用する薬剤によっては、顎の骨が壊死することもあります。

口内炎は40〜100％の患者さんが経験する口のトラブルです。ひどい口内炎で食べられなくなったり、痛みでしゃべることが難しくなることもあります。また口内炎の傷口から細菌が体の中に入り、熱が出て全身状態を悪くすることがあります（写真1、図2）。放射線治療では口内炎、口の渇き、むし歯の増加などがあります。従って、口の中はがん治療を進める上で重要な場所なのです。

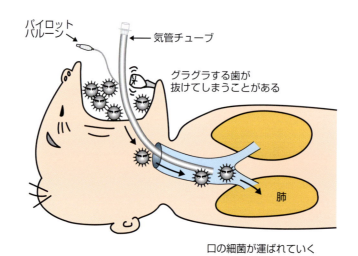

図1　術後肺炎の原因

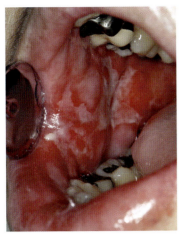
写真1　口内炎

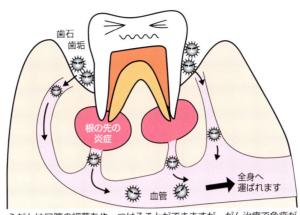
図2　口腔の細菌が全身へ

がんの治療の際には歯科を受診した方がいいですか？

A　口の中は細菌がとても多い場所です。口の中は細菌にとって温度、湿度、栄養が十分で居心地がいい所なのでどんどん増殖します。口の中の細菌によるトラブルを予防するためには細菌の数を減らすことが重要です。細菌の数を減らすには正しい口腔（こうくう）清掃が最も効果があります。自己流の歯磨きでは磨いている気がしているだけで細菌はあまり減っていないことがよくあります。口の状態は一人ひとり異なるので、歯科で自分に合った歯磨きやケアの方法の指導を受けることが、がん治療を進める上で大事なことです。

また歯科で手術前に歯石や細菌の塊（プラーク）を除去することで術後の肺炎や傷口の感染を予防できます。抗がん剤や放射線治療で起こる口内炎などは毎日の口腔清掃に加え、歯科で専門的な清掃を行うことも、口のトラブルを軽くする手段です。

うがいをしているので歯磨きしなくても大丈夫ですか？

A　うがいでも少し細菌数を減らすことができますが、うがいの前に、歯がある場合には歯磨きをしてプラークを取り除くことが最も重要です。うがいだけでプラークは取り除くことができません。歯ブラシは小指の先ほどの小さくて柔らかいナイロン製のものを使ってください（写真2）。義歯にも無数の細菌がくっついていますので、少なくとも1日1回は流水下で清掃してください。舌も細菌が多い場所です。1日1回程度、専用のブラシで清掃してください。口のトラブルがある場合には遠慮なく歯科に尋ねてください。トラブルの状態により多様な対処法があります。

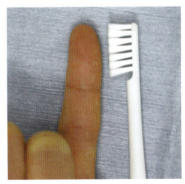
写真2　歯ブラシは小さめを選んでください

 一言メモ

　がん治療中に口のトラブルで食事ができなくなると病気と闘う気持ちが弱くなり、体力が低下しがん治療を続けることが難しくなったりします。口を清潔にしておくことは、がん治療を滞りなく進める上でとても重要です。

Q&A方式

香川大学医学部附属病院の最新治療——総合内科

Q44 どの診療科を受診すればいいか困る症状で悩んでいませんか？

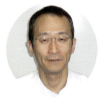

総合内科 教授
舛形 尚(ますがた ひさし)

Q 総合内科の役割って、何？

A 内科疾患は広範囲にわたるため、近年、大規模な病院では臓器別の専門診療科に細かく分かれています。しかし症状だけでは、どの臓器の疾患か決められないケースも少なくありません。例えば「動悸」「息切れ」の症状は、循環器、呼吸器、血液のいずれの疾患でも起こります。最初は１つの専門領域の疾患と思っていても、検査を進めるうちに膠原病や糖尿病など、他の専門診療科領域の病気が基にあることが分かる場合もあります。

「図１」は2013（平成25）年度に総合内科外来で私が担当した初診外来患者さん676人の症状の内訳です。特に、発熱９％、全身倦怠感・体重減少４％、気分不良２％、むくみ３％、関節痛３％、手足のしびれ４％、体の腫瘤（しこり）４％、失神１％、震え１％（合計31％）という症状は１つの臓器の症状とは言えないため、患者さんには受診すべき診療科が分からないかもしれません。また、症状や疾患が複数あるため、どの科を受診すればいいのか分からない場合もあります。このように最初にどの診療科を受診すればいいのか困る症状の患者さんの診察を総合内科が担当しています。総合内科の診察後に必要に応じて専門診療科を紹介する場合があります（図２）。

Q 実際にどんな診察をするの？

A 初めに、診断確定のために十分に患者さんの話を聞く問診と身体診察を行います。血液検査が必要な場合は、緊急検査を行うため、１時間半程度で多くの血液検査結果が出ます。身体診察は聴診器だけではなく必要に応じて携帯型超音波（エコー）を使いながら行い、診断・治療方針を決めます。超音波は、痛みを伴わず放射線被曝もなく安全にできる検査で、頸部、胸部、腹部と全身の観察ができ、いろいろな症状の診察に役立ちます（写真）。さらに検査が必要な場合は、CT撮影をして検査する場合もあります。明らかな異常が見つかり症状が重い場合やかかりつけ医からの紹介状のある場合など、入院でさらに検査と治療を行うこともあります。

Q 総合内科外来に多い症状の「不明熱」とは？

A どの診療科を受診したらいいのか悩む症状として、その最たるものが原因不明の発

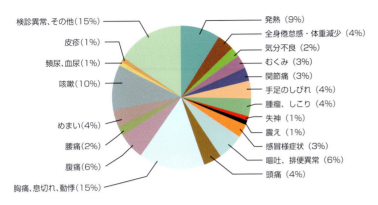

図1 2013年度に私が担当した総合内科外来初診患者さんの症状です

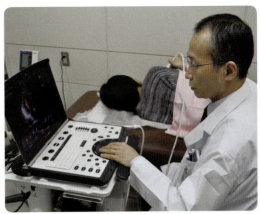

写真 携帯型超音波検査装置は持ち運び可能なので、診察室ベッドで検査できます

熱症状「不明熱」です。古典的な不明熱の定義は「体温38.0℃以上の発熱を3週間以上の間に2回以上認め、かつ3回の外来受診または3日間の入院検査で原因不明」とされています。不明熱をきたす疾患は200以上もあるといわれますが、最近の日本病院総合診療医学会の調査研究では不明熱の原因診断は、感染症が23.1％、非感染性炎症性疾患（膠原病や血管炎など）30.6％、悪性腫瘍10.7％、その他（薬剤性発熱など）12.4％、原因不明23.1％と報告されています（Naito T, et al. BMJ Open 2013; 3(12): e003971）。

原因を確定するためには、患者さんの話を聞く問診と身体診察を繰り返します。血液検査、血液培養、超音波検査、CTなど侵襲の少ない検査を早期に行い、得られた所見に応じて病変部位を絞った検査を追加します。疾患を絞り込んだ上で、必要に応じて近年注目されるPET検査を行えば、炎症性または腫瘍性病変を高感度で全身性に検出できるため不明熱の原因診断に有効な場合もあります。

しかし、どのような検査を行っても原因不明の場合があります。この場合は、自然に回復していく例も含まれ、生命予後は比較的良好だといわれています。しかし、経過とともに異常所見が現れないか慎重に外来で経過観察を継続する必要があります。また、不明熱には精神的ストレスなど「心の状態」が関与することもあるため、体と精神を総合的に診断、治療を行う総合内科の専門性を求められる症候群とも言えます。

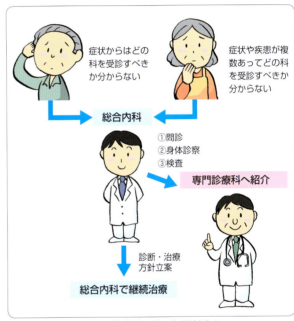

図2 受診すべき専門診療科不明の初期対応を行う総合内科の役割

一言メモ

1. 総合内科では症状からどの専門診療科を受診すればいいのか困る症状の患者さんの診察を行います。
2. 問診、身体診察、血液検査、超音波（エコー）、CTなどを組み合わせて総合的に診断・治療方針を決めます。
3. 原因不明の発熱症状「不明熱」は総合内科外来に多い症状です。

Q & A方式

香川大学医学部附属病院の最新治療──肺・心臓の画像検査

Q45 肺と心臓の画像検査って、何があるの？

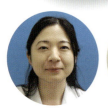
放射線診断科
病院助教
石村 茉莉子
いしむら まりこ

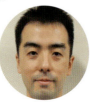
放射線診断科
病院助教
則兼 敬志
のりかね たかし

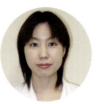
放射線診断科
助教（学内講師）
室田 真希子
むろた まきこ

Q 肺のCT検査とは？

A　肺の病気を詳しく調べる場合は、CT検査を実施します。特に細かく調べたいときには、患部を1mmごとの薄さで画像を作り詳細に観察します。

主に肺がんなど手術が必要な疾患は、造影剤という薬を静脈に注入しながらCT検査を行います。造影剤を使ったCTでは、特に肺の腫瘍の性質や、腫瘍が大きな血管や心臓などに浸潤していないかどうかを判断するのに有効です。さらに、手術前に血管をよく描出する撮影方法を行い、肺の血管の3D（3次元）画像を作成します（図1）。3DCTで手術前に血管の立体的な走行を把握することで、手術のときに傷をつけては困る血管を具体的に把握することができ、手術を安全かつ迅速に行うことができます。

Q 肺のPET検査とは？

A　肺がんでは、FDG-PETという検査もあります。肺がんでは正常の細胞より多くのブドウ糖を必要とするため、がんにFDGの薬が多く集まります（図2）。FDG-PET検査ではCT検査だけでは見つけにくい場所の疾患や、治療が効いているかどうかを判定しやすくなるため、治療方針の決定に大変有効です。

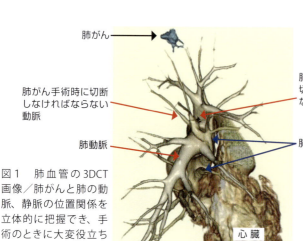

図1　肺血管の3DCT画像／肺がんと肺の動脈、静脈の位置関係を立体的に把握でき、手術のときに大変役立ちます

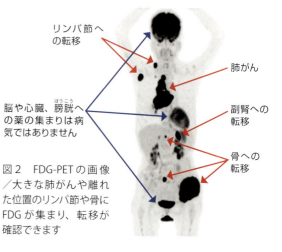

図2　FDG-PETの画像／大きな肺がんや離れた位置のリンパ節や骨にFDGが集まり、転移が確認できます

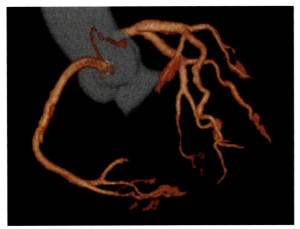

図3　心電図同期CTで撮像した冠動脈（赤色）と大動脈（灰色）

Q 心臓って、CT（X線断層撮影法）で撮影することができますか？

A 心臓は絶え間なく動き続ける臓器なので、普通の撮り方ではCTで心臓の詳細な評価をすることはできません。しかし、心電図に合わせて撮る方法があり（心電図同期CTや冠動脈CT、心臓CTなど）、その方法だと、心臓がまるで静止しているように撮影することが可能で、冠動脈（心臓を栄養する大事な血管）をはじめ心臓の構造を評価することができます（図3）。従来、冠動脈はカテーテルという細い管を動脈の中に通して検査していました。CTでは、そうした処置は不要なので体への負担が少なく、短時間で検査することができます。放射線による被曝を伴いますが、人体に影響はないとされている被曝量で検査を行っています。

Q 心臓って、MRI（核磁気共鳴画像法）で撮影することができますか？

A 磁石を用いたMRIでも動きを見るための特別な撮影法（一般にシネMRIなどと呼ばれます）で、心臓の筋肉の動きや壁の厚さなどを確認することができます。また、造影剤を静脈に注入することで、心臓の筋肉の性状をつかむことができます。MRI検査では、CT検査などのように放射線による被曝はありませんが、検査には少し時間がかかります。

Q 心臓の核医学検査をすると、心臓の何が分かるのですか？

A 最もよく行われている検査はタリウム-201という薬を用いた心臓の筋肉（心筋）の血の流れを見る心筋血流シンチグラフィです。血液の足りない心筋がどこで、その心筋は治療で治る見込みがあるかどうかを調べることができます。また、それぞれ異なった専用の薬を用いて、脂肪酸の利用状況、交感神経の状態を写真に撮ることができます。PET（ポジトロン断層撮影法）では、心筋の血の流れやエネルギーの使い方を知ることで、心筋梗塞やサルコイドーシスなどの診断、治療にとって重要な情報を知ることができます。

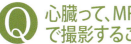

一言メモ

1. 肺がんなど肺の病気では主にCTで詳しく調べます。当院ではさらにFDG-PETでも調べることが可能です。
2. 常に動いている心臓もCTで調べることができます。さらにMRIや核医学で別の情報も見ることができます。

Q&A方式

香川大学医学部附属病院の最新治療──麻酔

Q46 今度、手術を受けます。術後の痛みが心配なのですが？

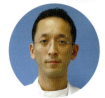

麻酔・ペインクリニック科
准教授
中條 浩介
（ちゅうじょう こうすけ）

Q 麻酔から目が覚めるとき、痛くないですか？

 過去には「手術したのだから、創（きず）が痛いのは当たり前！」と思われていました。安心してください。現在は、麻酔科医が手術の開始と同時に的確な鎮痛処置を行い、患者さんが麻酔から目覚めたとき、創の痛みをほとんど感じないようにすることが可能になっています。そして手術後は順調な回復をサポートするため、当院では麻酔科医と手術室看護師からなる術後痛管理チームが毎日患者さんの回診を行い、術後痛の適切な管理を行っています（イラスト１）。

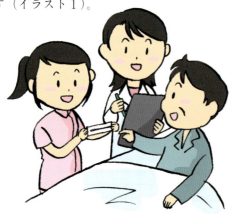

＜イラスト１＞　術後痛管理チームが毎日回診を行い、術後の痛みを適切に管理します

Q どんな方法で痛みを取るのですか？

 まず、「痛みという感覚」がどのようにして体の中を伝わっていくのか、説明しましょう。手術で皮膚や筋肉にメスが入ると、侵害刺激（痛みという電気信号）が発生します。侵害刺激は末梢（まっしょう）神経を伝わり脊髄（せきずい）に入ります。さらに脊髄を伝わって最終的に大脳に到達します。この大脳で、私たちは痛みを感じるのです。この侵害刺激の伝達を、さまざまなポイントで鎮痛薬や局所麻酔薬（一

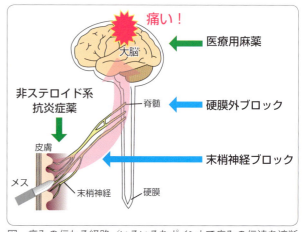

図　痛みの伝わる経路／いろいろなポイントで痛みの伝達を遮断します

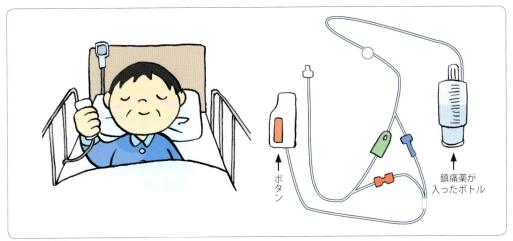

<イラスト2> PCA装置／患者さん自身がボタンを押して、鎮痛薬を使用することができます

時的な神経遮断作用を持ちます）を使った神経ブロックで「痛みの伝達」を遮断することで、痛みを感じなくさせるわけです（図）。

代表的な鎮痛薬には医療用麻薬（モルヒネ、フェンタニルなど）と非ステロイド系抗炎症薬があります。医療用麻薬を使用した患者自己調節鎮痛法（PCA：patient-controlled analgesia）は、患者さん自身で鎮痛薬投与を調節できる方法で、広く普及しています（イラスト2）。痛みを感じたときに患者さん自身がボタンを押すことで鎮痛薬が投与される仕組みのため、痛みの感じる時間を短くしたり、過剰投与による副作用（眠気や吐き気など）を少なくすることができます。

一方、局所麻酔薬を使った神経ブロックには、硬膜外ブロックと末梢神経ブロックがあります。

硬膜外ブロックは、脊髄の近くにカテーテルという細くて柔らかい管を挿入し、局所麻酔薬を持続的に注入することによって、痛みを強力にブロックします。末梢神経ブロックは、超音波診断装置を使って正確かつ安全に、神経の近くにブロック針を挿入し、局所麻酔薬を注入し痛みをブロックする方法です。

これら、さまざまな鎮痛薬や神経ブロックを患者さんの状態や手術内容を考慮した上で、適切に組み合わせて鎮痛を図る、多様式鎮痛法を当院では行っています。

Q 痛みが慢性化することはないのでしょうか？

A　手術の創がきれいに治ったにもかかわらず、創の痛みが続くことがたまにあります。術後2か月経っても持続する場合、遷延性術後痛（せんえんせい）と呼ばれ、開胸術や乳房切除術の後に起こることが多いと考えられています。先述のような方法を用いて手術直後の痛みを適切に管理することで、遷延性術後痛の発生を予防することが期待できますが、それでも起こる場合があります。この遷延性術後痛に対して当院では、ペインクリニック外来で治療を行う体制を整えています。内服薬、外用薬（局所麻酔薬が入ったクリーム剤）や神経ブロック療法を組み合わせて早期から治療を行うことで、慢性化を防いでいます。

一言メモ

1. 術後痛管理チームが適切に術後痛のコントロールを行っています。
2. 鎮痛薬や神経ブロックを組み合わせた多様式鎮痛法を行っています。
3. 遷延性術後痛に対して、ペインクリニック外来で治療を行う体制を整えています。

Q&A方式

香川大学医学部附属病院の最新治療──重症疾患

Q47 心臓が止まった！大学病院での治療とは？

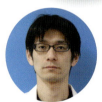

救命救急センター 医員
はまや ひでゆき
濱谷 英幸

Q TTM(ティーティーエム)って、何ですか？

A　心肺停止状態の人は救命救急センターや大病院へ運ばれます。そこで蘇生治療を行い、停止した心臓を蘇らせます。ただ、心臓が蘇っても、脳が死んでしまっていては意味がありません。脳は血流の低下に非常に弱い臓器です。心臓が停止し、脳への血流が5〜10分途絶えるだけで脳へのダメージは取り返しのつかないことになります。そこで当院救命救急センターでは、あえて体温を32〜36℃にコントロールし、脳の代謝亢進(たいしゃこうしん)を抑えることで脳を保護する治療法を積極的に取り入れています。

ひと昔前は、体温を32〜34℃にコントロールする低体温療法が行われていました。しかし近年は、36℃の平温に保つ積極的平温療法の方が効果的なのではないかと言われはじめています。低体温療法や積極的平温療法といった体温管理を行うことをTargeted Temperature Management：TTMと言い、世界でも最新の研究テーマとなっています。当センターは、このTTMを積極的に取り入れ、研究成果を挙げています。

Q TTMは、どうやってするのですか？

A　心肺停止によって脳がダメージを受けると体温は上昇しようとします。このため前述のTTMを実現するために体温をコントロールするわけですが、一般的には体の表面に専用のパッドを貼り体表から冷やす方法が多く行われています。しかし、当センターは、そのような方法だけでなく、

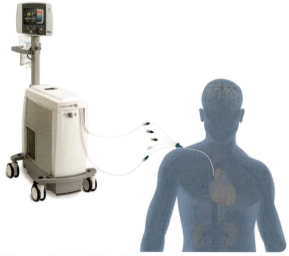

写真1　血管内冷却装置／首から血管内にカテーテルを挿入し、体内から体を冷却します。これにより脳へのダメージを最小限に抑えることができます（旭化成ゾールメディカル サーモガード）

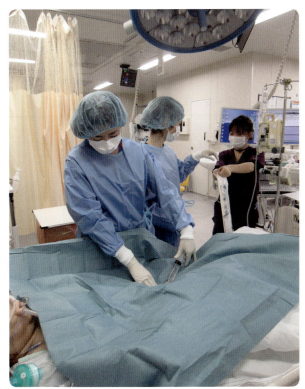

写真2　カテーテルの挿入／速やかに専用のカテーテルを挿入し命をつなぎます

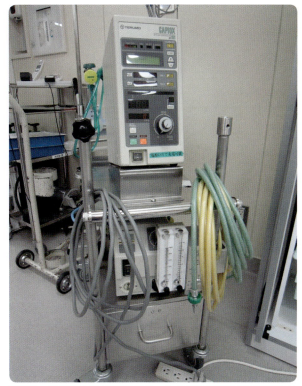

写真3　経皮的人工心肺（PCPS）／一次的に心臓と肺の肩代わりをします

専用のカテーテルを患者さんに挿入し、体外からではなく体内から直接体を冷やす方法を行うことで、より効率的、効果的なTTMを実現しています（写真1）。これによって心肺停止による脳のダメージを最小限に食い止め、患者さんの社会復帰率上昇に努めています。

Q ECPRって、何ですか？

A ECPRとはExtracorporeal CardioPulmonary Resuscitationの略で、日本語では体外循環式心肺蘇生法と呼ばれます。心肺停止状態の人が運ばれて来たら、胸骨圧迫（心臓マッサージ）を行いながら、動脈と静脈に専用のカテーテルを挿入します。胸骨圧迫をされている患者さんの体は大きく揺れるため、カテーテルを挿入するには熟練した技術が必要ですが、当院では訓練されたスタッフにより素早く挿入することが可能です（写真2）。そしてPCPSと呼ばれる心臓と肺を肩代わりする装置（人工心肺装置の一種、写真3）に接続します。この方法だと、たとえ患者さんの心臓と肺が停止しても、脳をはじめ肝臓や腎臓など各臓器に血液と酸素を送ることができるため、臓器の死を回避することが可能になります。

ECPRとは、こうして時間稼ぎをしている間に、心肺停止となった原因を見つけだし、その治療を行うことで患者さんの蘇生をする方法を言います。当センターはこの方法を用いることで、通常の蘇生方法では失われていたはずの命が助かり、社会復帰につながったケースが多くあります。

一言メモ

1. TTMとは患者さんの体温をコントロールすることで脳へのダメージを最小限に食い止める治療法です。
2. 体内から冷やす方法で、より効率的・効果的なTTMが可能になります。
3. ECPRとは、人工心肺で心臓と肺の肩代わりをしながら患者さんを蘇生する方法で、失われたはずの命を助けることができます。

Q&A方式

香川大学医学部附属病院の最新治療——救命・救急

Q48 ヘリコプターは、どんなときに威力を発揮しますか？

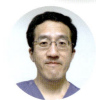

救命救急センター 教授
くろだ やすひろ
黒田 泰弘

Q ヘリコプターのメリットは、何ですか？

A ヘリコプターによる医療というと、速度が速い（距離70 kmを15分、時速280 km）ことで、病人やけが人をより早く、離島からも搬送するのがメリットと思われるでしょう。もちろん、そうですが、最大のメリットは、医師と看護師を現地に移送することで、現場での診察、必要な治療（蘇生など）を行うとともに、治療内容を当院救命救急センターに伝えることで、受け入れ準備をするという、ことです。こうした連携プレーが救命の連鎖になります。救急車では救急救命士というプロが乗り込み活動しています。彼らとの連携が重要です。

Q どんな場合にヘリコプター搬送が有効ですか？

A 例えば血管が急に詰まったなど、「時間との戦い」が差し迫った場合です。その典型が心筋梗塞や脳梗塞です。起こってから、再び血液が流れ出すまでの時間が短いほど回復力が強く、社会復帰できる確率が高くなります。脳梗塞なら4時間半、心筋梗塞だと1時間半など、離島や山間部からでも救急車との緊密な連携の上にヘリが活躍します。

同様に、周囲にいる人が目の前で急に心停止になった場合や、交通事故による出血多量でショック状態になった場合も、まさに時間との戦いになります。香川県は小さい県だから、高速道路があるから、ということだけで、問題が解決しているわけではありません。道路交通法の強化（飲酒運転の取り締まり強化や啓発活動）や車の性能改善などで交通事故による死者はかなり減少しましたが、香川県の人口比による交通事故死亡者数は全国で最も多い状況にあります。ヘリコプターの適切運用によって救命率向上に寄与することは、大学病院の使命です。妊婦や新生児の搬送にもヘリコプターは活用されます。

Q 災害が起こったときには、ヘリコプターを使用するのですか？

A 懸念される南海トラフ大地震が発生すれば、四国の広範囲が被害に遭うとされています。ただ、瀬戸内に位置する香川県は比較的被害が少なく、緊急時の物資や人員輸送に欠かせない空

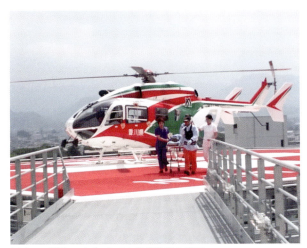

写真1　当院ヘリポートでの患者搬送の様子

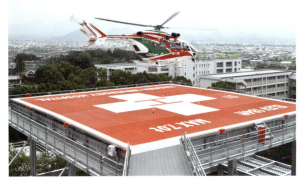

写真2　当院ヘリポートを発着するヘリコプター

港（高松空港）が津波で被災することはなく、さらに善通寺の自衛隊も健在です。従って香川県は全県挙げて補給基地、後方支援部隊基地となり、全国から集まるDMAT（災害医療援助チーム）の受け入れ、愛媛、徳島、高知への部隊派遣、本州への負傷者・患者の搬出基地となります。高速道路のインターチェンジにも近く、物資の補給や患者搬送にヘリコプターは大活躍することになります。

Q 大学病院救命救急センターの役割とヘリの関係は何ですか？

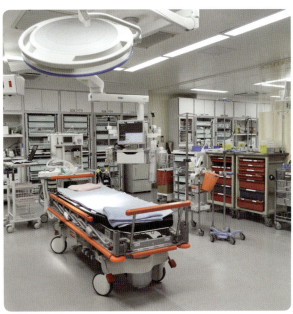

写真3　救命救急センター初療室

A　救急のうちで、一刻を争う病態に24時間365日対応することだけでなく、香川県を含む周辺から香川大学病院でしか対応が難しい重症疾患（重症交通外傷、重症感染症、ショック症状、心停止、重症脳卒中、心筋梗塞、重症熱傷など）を優先的に受け入れ最善医療を尽くして救命を行います。そして、状態が安定すれば自宅に近い医療機関に転院していただきます。つまり人口100万人を対象とした救命救急医療を行うことを使命としています。従って、ヘリコプターはこのような重症疾患を選択して大学病院に搬送する役目を担っています。

一言メモ

離島の多い香川県でヘリコプターは決め手です。

Q&A方式

香川大学医学部附属病院の最新治療──がん各種

Q49 腫瘍センターって、どんなことをするの?

腫瘍センター
センター長（教授）
つじ あきひと
辻 晃仁

使命 (Mission)	最高水準のがん治療を施行するとともに、がんに関する相談支援および情報提供を行う。
活動目標 (Vision)	連携施設/機関と協働して、地域で完結する高度ながん治療を提供し、信頼のおけるがん情報を発信し、患者さん、家族の皆さんが、がんに負けない治療を行いつつ、自分らしい生き方ができるよう支援する。

表　腫瘍センターの Mission&Vision

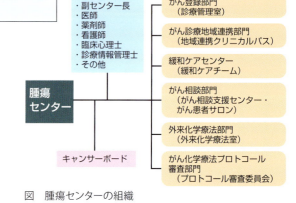

図　腫瘍センターの組織

Q がん治療の相談窓口とは?

A　より良いがん治療を行うには、手術、放射線治療、がん化学療法、緩和医療などを上手に組み合わせることが重要です。これはがんの集学的治療と言われています。当院の腫瘍センターは、がん治療では専門の診療科が協力し、集学的により良いがん医療を行うために、香川県のがん診療の拠点として、2007（平成19）年4月1日に設立しました。

主な業務は、がんの集学的治療、地域の医療機関との連携や協働の推進、がんの予防を行っています（表）。腫瘍センターは、キャンサーボード（腫瘍会議）、がん化学療法プロトコール審査部門、外来化学療法部門、がん診療地域連携部門、がん登録部門、緩和ケアセンター、がん相談部門で構成しています（図）。腫瘍センターの役割は、悪性腫瘍の診断、治療方針決定、セカンド・オピニオン、化学療法の施行、緩和的治療の説明、新規抗がん剤の臨床試験（治験）に関する紹介と実施、紹介元の地域医療機関との医療連携などです。

Q 外来化学療法部門とは?

A　外来化学療法部門では、各分野の専門医、がん専門看護師、がん化学療法認定看護師、がん専門薬剤師と協働し、安全で快適ながん化学療法について患者さんが納得できる治療をめざしています。外来化学療法室には、がん薬物療法専門医が常に勤務し、がん化学療法認定看護師を含む専任看護師とともに、安全で効果の高い治療を行っています。

さらに、未承認薬や新しい併用化学療法などの研究、開発にも、国立がん研究センターや大阪大学、神戸大学、九州大学などと協同で取り組んでおり、最良の治療が香川県内で受けられるばかりでなく、新規薬剤の国際共同開発試験や未承認薬の国内承認試験をはじめとした最先端のがん治療の希望者を、県内外から受け入れられるよう努めています。

Q & A方式

香川大学医学部附属病院の最新治療──ICU

Q50 ICUは、どんな治療をするところ？

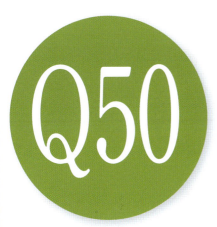

集中治療部 副部長（講師）
浅賀 健彦（あさが たけひこ）

Q 集中治療部ICUとは、どんな部門ですか？

A 専属の医師、看護師が重症な患者さんを24時間体制で治療する部門です。

身体に加わるさまざまなストレスのことを医学では「侵襲（しんしゅう）」と呼んでいます。けがや感染症はもちろん、投薬・注射・手術などの治療も侵襲になります。集中治療部の役割は侵襲によって生じる障害を調節、治療することです。

ICUでは主に手術に関連して容体が変化しやすい患者さんの治療を行っています。具体的には長時間に及ぶ手術、移植手術、心臓・脳など重要な臓器の手術後の患者さんです。手術の有無に関係なく入院中に容体が急に悪化した患者さんの治療も行っています。例えば心臓や呼吸の状態が急に悪くなった場合など緊急治療を行います（図）。

ICUでの治療は障害が生じた臓器の補助と全身管理が中心となります。例えば自身での呼吸が困難な方には人工呼吸器を使用し呼吸の補助を行います。また腎臓、心臓、膵臓（すいぞう）などを補助する機器を使って治療することもあります。常に全身の状態を把握し、痛みや心的なストレスもコントロールしていま

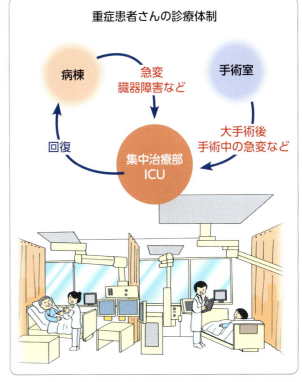

図　ICUは重症患者管理の要／手術室からは大手術後の患者さんや術中に急変した患者さんが、また一般病棟からは臓器障害を発症したり急変した患者さんがICUへ入室します。治療を受け症状が安定、回復した後に一般病棟へ帰ります

す。新病棟への移転後は病棟へ帰ってからの回復が早くなるように、リハビリも積極的に始めました。

患者さんの変化や訴えをとらえ、きめ細かい看護や治療を行っており、大きな手術の後でも早期の回復が可能になっています。治療への不安もあると思いますが常にフロアには看護師と医師が常駐し、対応にあたっています。

Q&A方式

香川大学医学部附属病院の最新治療――検査

Q51 どんな最新臨床検査機器を備えていますか?

検査部 部長（教授）
村尾 孝児（むらお こうじ）

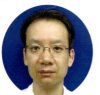
検査部 技師長
荒井 健（あらい たけし）

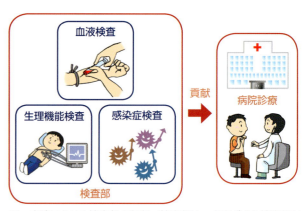

図　病院における検査部の役割／検査部は、さまざまな検査を正確かつ迅速に行うことで病院診療を支えています

Q 検査部のアピールポイントは、何ですか?

A　四国有数の実績を誇る当検査部の特長には次のようなものがあります。

（1）血液検査／病院創設当時は人の手で行う検査がかなり残っていましたが、この30年間は飛躍的な技術の進歩によって、今では大半が自動分析機で行えるようになりました。自動化で検査が短時間でできるようになったことから、主要な検査項目は、その日の朝に採血した結果を見て、午前中には診察を受けることができます。当院では17台の大型自動分析機を備え、機器の種類も豊富で、多数の検査項目に対応できるようになっています。

また、白血病など血液疾患の診断には欠かせない、細胞のタイプ分けを行う検査（細胞表面マーカー）は、年間約400件をこなしています。豊富な経験とデータの蓄積によって、県内の他施設から相談を受けるなど、四国で有数の実績を誇っています。

（2）感染症検査／感染症を起こしたときに、その原因である菌を確定する検査です。菌の種類により治療に用いる薬剤が違ってくるため、できるだけ早く原因菌を確定し治療に入ることが重要です。

当院は2014（平成26）年度に、香川県で唯一の質量分析装置を用いた新しい機器を導入しました。これは2002年にノーベル化学賞を受賞した田中耕一さんが発見した原理を応用した機器です。これまで2～3日かかっていた原因菌の確定が数分でできるという画期的な装置です。この装置の導入により感染症に対する適切な治療を迅速に行うことができるようになりました。

また、感染制御システムという、病院内で発生している感染症の情報を医療従事者にいち早く伝達するシステムを構築しています。このシステムによって、院内感染の早期発見が可能になりました。

（3）生理機能検査／心電図、超音波、脳波、呼吸機能などの検査を行っています。特に循環器系の検査が充実しており、循環器内科の医師と協力しながら、最新の検査が行える体制を整えています。

これからも新しい検査はどんどん増えてきます。有用な検査はできるだけ院内で対応できるようにし、患者さんの診療に少しでも貢献できるようにしたいと考えています。

Q&A方式

香川大学医学部附属病院の最新治療——臨床研究

Q52 臨床研究支援センターの役割は？

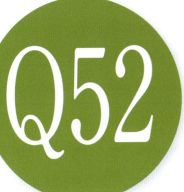

臨床研究支援センター
センター長（教授）
横井 英人
よこい ひでと

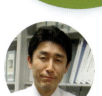

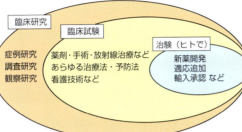

図1　臨床研究の分類

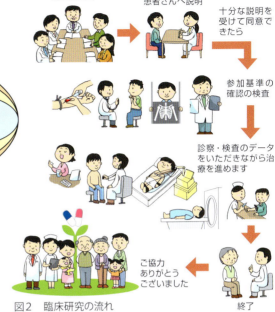

図2　臨床研究の流れ

臨床研究支援センターって、何をするところ？

A 臨床研究に参加する患者さんや、研究者のサポートを行うところです。

臨床研究とは医薬品や医療機器、医療技術などの効果や、どのような副作用、合併症があるのかを明らかにする医療現場における研究活動です。これらを正しく行うことで、医療者や社会の人々が正しい知識を共有でき、より信頼性の高い医療を提供することができます。臨床研究支援センターは、そのような臨床研究の研究計画が倫理的、科学的に正当かを検討し、研究が計画通りに行われるよう支援をする部署です。さらに集まった臨床データを適切に管理する作業を行うこともあります。

臨床研究と治験は、どう違うの？（図1）

A 臨床研究とは、病気の予防や診断、治療方法の改善や病気の原因解明、患者さんの生活の質の向上を目的として実施する人を対象として行われる研究です。

治験とは、薬事承認（厚労省による国内での使用の承認）を得るための臨床研究です。多くは製薬企業から依頼され、厳正な手続きのもと、薬や医療機器の有効性と安全性に関するデータを集めます。

臨床研究も治験も国が定めた指針に基づいて計画され、香川大学の倫理委員会において、研究の倫理性と科学性について審議され、承認を受けた後に実施されます。

臨床研究や治験に参加したいときはどうすればいいの？　どんなふうに行うの？（図2）

A 当院で実施する治験や臨床研究に参加したい場合には、担当医にご相談ください。臨床研究ごとに参加できる基準が設けられており、どのような患者さんが参加できるかは医師から説明があります。また臨床研究支援センターにも気軽に相談してください。

Q & A方式

香川大学医学部附属病院の最新治療——病理診断

Q53 病理診断科をご存知ですか?

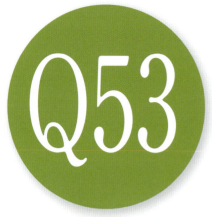

病理診断科・病理部 病院助教
香月 奈穂美（かつき なおみ）

Q 病理医って、何ですか?

A 病理診断科・病理部では顕微鏡で「病理診断」を行います。「病理医」をご存じでしょうか。内科医や外科医、産婦人科医たちが、患者さんの体から組織を取って調べる検査を「生検（せいけん）」と言います。生検で採取した組織は当科に提出され、臨床検査技師が特殊な器械で3〜4ミクロンの薄さに切り、ガラスに貼り付け、染色をして標本を作製します。その標本を病理医が顕微鏡で見て、悪性（がん）か良性かどうかなどを調べて主治医に報告します。手術によって切り取られた臓器も同様です。がんの種類や進展の仕方、がんが取り切れているか？転移しやすい性質かどうか？ などを診断し報告します。つまり、組織や細胞の採取は外科医や内科医、産婦人科医たち臨床医が行いますが、採取した組織から作られた標本を顕微鏡で観察して最終診断するのが病理医です。

以上のような検査を病理組織診断と言います。胃や大腸のほか、頭から足の先まで全ての臓器にわたって患者さんから採取した組織は、病理診断科の病理医で良悪の判断や最終診断を行っています。病理組織診断のほかにも、尿や胸水、腹水、髄液などから採取した細胞を細胞検査士と共に良性か悪性かの細胞診断を行っています。

病理医は経験と技術、知識が要求されます。患者さんの今後の治療方針を検討する上で、病理医は主治医との情報交換が欠かせません。病理医は患者さんと直接会う機会はないかもしれませんが、皆さんの身近にいて、治療方針の一役を担っています。

Q 「術中迅速診断」とは、何ですか?

A 通常は手術前の生検で病理診断を確定し、治療方針を決定します。しかし、病変が体の深い部分にあって生検が難しい場合、手術前に確定診断をすることはできません。そこで、手術中に迅速な診断をするのが術中迅速診断です。手術中に病変から採取された組織を当科に運び、臨床検査技師が組織を凍らせて標本を作製し、病理医が10〜15分の短時間で病理診断を行います。診断結果を病理医が執刀医に電話報告し、手術方針を決定します。

術中迅速診断では病変の良悪の判断のほか、病変が取り切れたかどうかの確認や、がんの転移が疑われる部分を調べ、切除する範囲を決めたりするときも行います。術中迅速診断は手術方針を決定するの

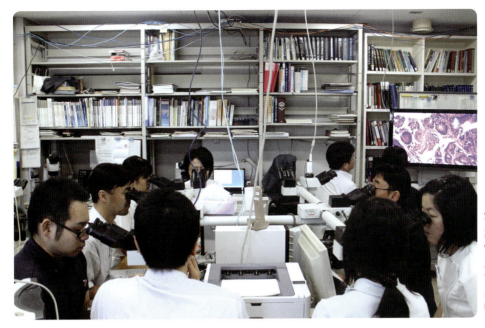

写真1 複数の病理医が顕微鏡で良性か悪性かの判断について意見交換し、病変は切除すべきか、経過観察でよいかなどを議論しています

に重要な病理組織検査で、手術が行われる病院には不可欠です。ただし、術中迅速を行える設備と常勤の病理医がいることが必須条件です。

Q 選んだ病院に病理医がいるかどうかは、どのように影響しますか？

A 病理診断は最終診断として大きな役割を担っています。常勤の病理医がいるかどうかは、その病院が患者さんに良質な医療を提供することを意識している病院かどうかを反映しているといえます。しかし、残念ながら病理医不足もあって、常勤の病理医がいる病院が少ないのが現状です。当科には9人の病理医が常勤し、病理専門医6人、病理レジデント3人、臨床検査技師8人（うち、細胞検査士6人）および事務職員1人と大学院生1人の計19人で構成されています。

正確な病理診断には臨床医との連携プレーが重要です。病理診断は治療方針を左右するため、臨床医（主治医）と定期的に行うカンファレンスなどで患者さんに関する情報交換を十分に行い、診断や治療方針について直接議論することが、最終診断を担う病理医にとって大変重要なことです。また、当科では全症例をダブルチェック（1症例を少なくとも2人以上の病理医）で診断しています。複数の病理医の目と知識で診断を行い、より客観的で正確な診

断を行っています（写真1、2）。

病理検査は質が高く、安全な医療を提供するためには無くてはならない検査です。皆さんが選ぶ病院に、複数の病理医が常勤しているかどうかを、病院選択の1つの判断材料に加えてみてはいかがでしょうか。

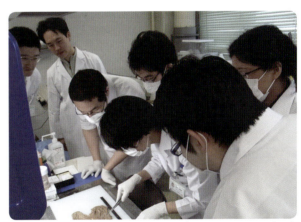

写真2 病理医が手術材料を肉眼で観察しているところです。病変の大きさや性状を検討し、術後の治療方針に必要な情報を得るために、標本にする箇所を議論しています

一言メモ

最近、遺伝子治療が積極的に行われるようになり、遺伝子治療を行えるかどうかの判断を病理医が行う機会も増えてきました。最終診断は治療方針を大きく左右します。病理医は患者さんにじかに接することは少ないのですが、病理診断科・病理部では最終診断を担う場として、標本の向こう側に患者さんや主治医を思い描きながら、正確で迅速な診断を心掛けています。

Q&A方式
香川大学医学部附属病院の最新治療――看護

Q54 看護部の特徴を教えて?

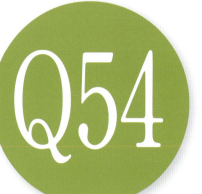

看護部 部長
筒井 茂子(つつい しげこ)

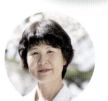 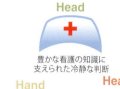

図 3つのHとは

Q 看護の原点は？

A 当院看護部は3つのHが看護の原点です。3つのHとは、「Hand：手のぬくもりを伝える熟練した技、Head：豊かな看護の知識に支えられた冷静な判断、Heart：豊かな感性に育まれた人間への愛」です。看護の仕事は人が対象であるため、感性豊かな人間性や相手に対する温かい思いやり、人に対する深い洞察力が求められます。私たち看護師は3つのHを基本として専門職業人として看護実践能力の向上に努めています（図）。

Q 看護の専門性は？

A 看護部は約650人が所属する病院の中で一番大きい部門で、外来や病棟などで活動しています。看護師の仕事の内容は法律で決められていて、病気や外傷などがある患者さんの療養上の世話と診療の補助を行います。療養上の世話とは患者さんの症状などの観察、療養環境の整備や清潔への援助、食事の介助、生活指導などです。診療の補助とは診察や検査・処置を行うときの介助と医師の指示のもと採血や注射を行うことです。助産師は助産と褥婦、新生児の保健指導、正常の経過をたどる妊婦や母子の健康管理を行っています。

当院の看護部には、専門看護師と認定看護師30人が在職し、年々人数も領域も増えています。この30人はそれぞれの専門分野で能力を発揮しています（表）。勤務場所は手術室、救命救急センターや集中治療室、新生児集中治療室などの専門特化した領域や外来・病棟で、患者さんに質の高い看護を提供できるように体制を整備しています。さらに院内から地域の医療機関への研修などの機会を通してその活躍の幅は広がっています。

がん専門看護師	2人	感染管理認定看護師	2人
急性・重症患者看護専門看護師	1人	皮膚・創傷ケア認定看護師	3人
がん性疼痛認定看護師	1人	新生児集中ケア認定看護師	2人
乳がん看護認定看護師	1人	救急看護認定看護師	4人
重症集中ケア認定看護師	2人	慢性心不全看護認定看護師	1人
緩和ケア認定看護師	3人	脳卒中リハビリテーション看護認定看護師	1人
がん化学療法認定看護師	3人	認知症看護認定看護師	1人
摂食えん下障害看護認定看護師	1人	手術看護認定看護師	1人
		糖尿病看護認定看護師	1人

表　専門看護師・認定看護師

Q 信頼される看護を提供するには？

A 看護師が仕事と生活のバランスを調和させ、長く働き続けられるようにさまざまなライフステージでサポートを行っています。働き続けることによって豊富な経験値を生かし、看護職としての専門性をさらに向上させることができています。訪れる多くの患者さんや家族の方に満足していただくために、これからも3つのHを原点に信頼される看護を提供していきます。そのためには一人ひとりがいきいきと輝いて看護できることが大切だと考えています。

Q&A方式
香川大学医学部附属病院の最新治療——リハビリテーション

Q55 リハビリテーション部の役割とは？

リハビリテーション部
部長
山本 哲司
（やまもと てつじ）

リハビリテーション部
院内副技師長
森田 伸
（もりた しん）

Q リハビリテーション部の役割を教えてください

A リハビリテーション部は、さまざまな原因で身体の機能や、日常生活での動作に障害を生じた患者さんに、障害の軽減および自宅や社会への復帰を支援する重要な役割を担っています。

リハビリテーション部は疾患で生じた障害を診断し、リハビリテーションを処方する専門医や専任医師、身体機能の改善、立つ、歩くなど移動能力の改善を図る理学療法士、日常生活や趣味活動に関わる動作の改善を行う作業療法士、話す、聞くなどの言語機能や食べ物や水などを飲み込む力の改善を行う言語聴覚士が所属し、専門性を生かした最善のリハビリテーションを追求しています（写真1、2）。

高齢化とともに疾病を持ち、さまざまな障害を抱えることもあります。どんなに困難なケースでも諦めないリハビリテーションを提供します。

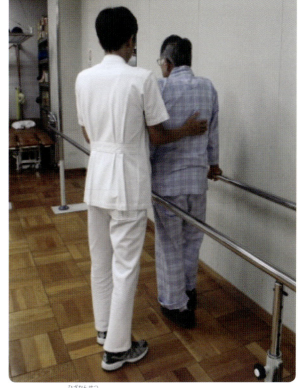

写真1　人工膝関節（ひざかんせつ）置換術を施行された患者さんは術後早期から立つ・歩く練習を開始します

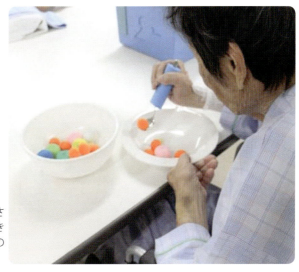

写真2　握力の弱い患者さんが自分で再び食事ができるよう道具を使って動作の練習を行います

Q56 薬との上手な付き合い方とは？

Q&A方式

香川大学医学部附属病院の最新治療――薬の管理、調製

薬剤部 部長（教授）
芳地 一（ほうち ひとし）

薬剤部 副部長
小坂 信二（こさか しんじ）

Q 院外処方せんをもらったけれど、いつまでに受け取りに行けばよいですか？

A 処方せんの有効期限は発行日を含めて4日間です。ご注意ください。例えば5月1日に発行された院外処方せんは5月4日まで有効となります。なお、この4日間には土曜・日曜・祝日も含まれます。年末年始やゴールデンウィークなど、発行から4日間で受け取れない場合は、診察時に医師に相談してください。

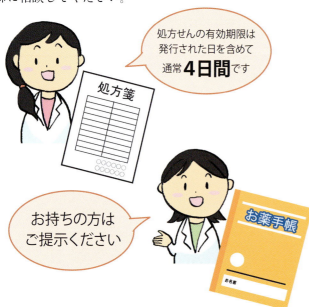

処方せんの有効期限は発行された日を含めて通常**4日間**です

お持ちの方はご提示ください

Q ジェネリック医薬品とは何ですか？

A 新しい医薬品を開発するためには、長い年月と膨大な費用がかかります。そのため、先発医薬品を開発した会社は、特許によってその権利と利益が守られています。具体的には、開発してから特許権の期間満了まで約20年で、その間、ほかの会社は同じ成分の薬を作ることができません。しかし、この期間を過ぎると開発した会社の財産ではなく、国民全体の財産と考えられるようになります。ジェネリック医薬品は、正式には「後発医薬品」と呼ばれ、特許存続期間の終了した先発医薬品と同じ有効成分を使って作られた医薬品です。

Q お薬手帳の使い方は？

A 自分が使っている薬の名前、分量、日数、注意事項などを記録できる手帳です。副作用歴、アレルギーの有無、過去にかかった病気、体調の変化などについても記入できます。

外出や旅行先で思わぬケガや体調不良により医療機関を利用するかもしれません。そんなときに、普段常用している薬やアレルギーなどの情報を記録しておくことで、ご自身の健康を守るために大変役立ちます。なお、かかりつけ薬局を決めておくと、お薬手帳をより有効に利用することができます。

Q 子どもに薬を飲ませるときの注意点は？

A 子どもは心身共に発育途上にあり、生体機能が日々変動しています。薬に対する反応も年齢や体重などによって異なるほか、個人差も大きく薬の影響を受けやすい傾向があります。

家庭で子どもが急に熱を出した場合などでも、病院で処方された大人用の薬を減量して飲ませることをしてはいけません。薬の成分や体内での吸収の違いによって、危険を伴う場合があるので必ず医師・薬剤師に相談しましょう。

Q 薬の正しい保存の仕方は？

A 湿気・日光・高温を避けましょう。一般的には30℃以下で保存し凍結する場所は不可です。また、夏場の車中では50℃以上にもなるので絶対に車中に薬を置かないでください。

シロップ剤などは冷蔵庫保存となる場合が多いですが、小さい子どもさんの手の届かない所に保管しましょう。なお、インスリン注射剤のように凍結を避けて2～8℃で遮光保存することが必要な薬もあります。

Q 食前、食後、食間とは？

A 食前とは胃の中に食べ物が入っていないとき、つまり食事の1時間～30分前を言います。食後に服用すると薬の効きが悪くなる場合や食事による吐き気などの症状を抑える薬などが食前投与を指示されます。

食後とは胃の中に食べ物が入っているとき、つまり食事の後30分以内を言います。胃に負担がかかる薬などが食後服用を指示されます。また、薬の飲み忘れを防ぐために食事の影響を受けない薬については食後投与とされる場合があります。

食間とは食事と食事の間のことで、食事の2時間後が目安です。

Q 2種類の目薬を点眼する場合は、どのくらい間隔を空ければよいですか？

A 少なくとも5分空けるようにしてください。2種類以上の点眼剤を点眼する場合、点眼間隔が短いと先に点眼した薬液が後に点眼した薬液によって洗い流されてしまい、十分な効果が得られないことがあります。ただし、医師の指示がある場合は、その指示に従ってください。

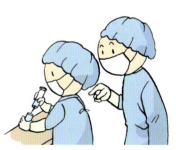

注射薬の調製をしているところ。人によるダブルチェックと機械でのチェックで万全の安全対策を行っています

一言メモ

薬剤部では、調剤の安全対策を最重要課題としてさまざまな対策を行っています。調剤機器や安全対策システムを開発・新規導入し、自動化およびバーコードチェック化を進めています。また、薬剤部の今後の在り方については、先進医療を担う大学病院の一部門として、薬物療法の支援を中心とした業務、研究および教育をより充実し、患者さん中心の良質で安全な医療を実践することだと考えています。

Q & A方式

香川大学医学部附属病院の最新治療──地域医療連携システム

Q57 地域医療ネットワークって、何?

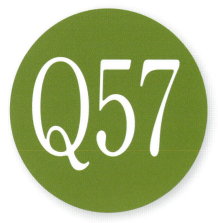

医療情報部 部長（教授）
横井 英人(よこい ひでと)

Q 医療とICTにはどんな関わりがあるのですか?

A 当院は医療面でさまざまなICTの活用を研究してきました。情報通信技術であるICT (information and communication technology) は、インターネットに接続されたスマホやパソコンなどは、私たちにとってなくてはならない便利な道具になっています。この技術を使えば、離れている医療機関同士での情報共有が可能となります。また患者さんの過去の診療情報を長期間データとして保存し、必要なときに参照することができます。

Q 大学病院では、どんな人がICTの仕事をしているのですか?

A ICTに関連する業務は医療情報部が担当しています。いわゆる電子カルテ（病院情報システム）の管理運用（図1）で、紙カルテに比べて電子カルテは、故障すると即座に患者さんへの治療に支障をきたします。医療情報部は、そのようなことが起きないよう、またシステム自体の使い勝手が良くなるよう、絶え間ない努力を続けています。

Q K-MIXとは、どんなものですか?

A 「ケー・ミックス」と読みます。「かがわ遠隔医療ネットワーク（Kagawa Medical Internet eXchange）」の略称です。当院の医療情

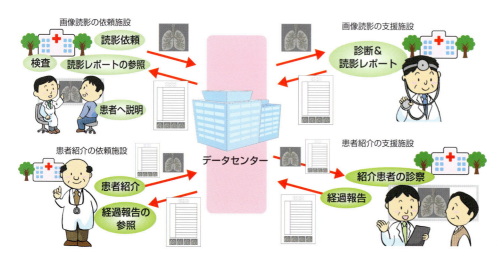

図2 K-MIX事業の全体イメージ／クラウドシステムを用いています。原則的に患者さんのデータはデータセンターに保存され、このセンターを介して情報共有されます。ただし、各コンピューターには保存されません

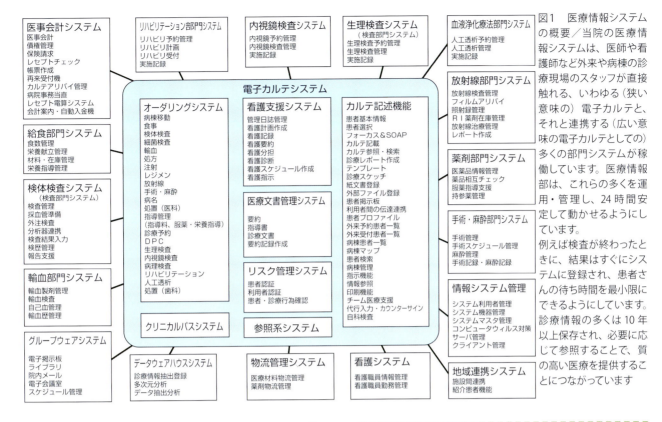

図1 医療情報システムの概要／当院の医療情報システムは、医師や看護師など外来や病棟の診療現場のスタッフが直接触れる、いわゆる（狭い意味の）電子カルテと、それと連携する（広い意味の電子カルテとしての）多くの部門システムが稼働しています。医療情報部は、これらの多くを運用・管理し、24時間安定して動かせるようにしています。
例えば検査が終わったときに、結果はすぐにシステムに登録され、患者さんの待ち時間を最小限にできるようにしています。診療情報の多くは10年以上保存され、必要に応じて参照することで、質の高い医療を提供することにつながっています

報部が着想し、香川県、香川県医師会が共同で開発し、2003（平成15）年から医師会が中心となって運営しています（図2）。県内を中心に100を超える医療機関が参加し、その医療機関同士で、患者さんの診療情報、特に放射線画像情報などのやり取りが可能になるシステムです。K-MIXは運用開始当初からいわゆるクラウドシステム＊を使用し、患者さんの情報が安全かつリーズナブルな運用費用で共有できます。

Q 最近、K-MIX+ というものができたと聞きましたが？

A 「ケー・ミックスプラス」と読み、K-MIXに追加された新しい機能です。当院をはじめとした県内の15の基幹病院の電子カルテが、K-MIXの参加医療機関から参照できます。これによって、皆さんの地元の医療機関から紹介された基幹病院での治療の結果が、地元の医療機関ですぐに確認することが可能です。近年は入院期間の大幅な短縮が図られており、難しい治療も数日間で終わることも珍しくありません。治療の後、自宅に帰り、地元の医療機関に受診したときにも、入院時の詳しい治療経過が分かることで、有効な治療が開始できます。

Q 情報漏洩の心配はありませんか？

A K-MIXおよびK-MIX+のシステムは、強固なセキュリティシステムでその通信内容が守られています。これらのシステムに接続できるのは、登録して、IDを持っている医療機関のスタッフに限られています。それに、患者さんの情報を参照できる医療機関は、患者さん自身の同意を得られた医療機関だけとなっています。

＊注　クラウドシステム：コンピューターソフトの機能をスマホやPCなど個々の端末ではなく、インターネット上のサーバ（データセンター）に集中し、端末はそれを参照するだけに限定することで、システムの安定性や運用コストを下げる手法。近年、多くのネットワークシステムがクラウド手法を取り入れています。

一言メモ

当院は、ここで紹介したような地域医療連携システムのほか、さまざまな先進的なシステムを開発し、各方面から注目されています。これからも優れたシステムを提案し、診療に役立てようとしています。またその技術と知識をもとに、日本そして世界をリードしていこうと頑張っています。ご期待ください。

Q&A方式

香川大学医学部附属病院の最新治療――地域連携

Q58 地域連携室では、どんな相談ができますか？

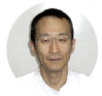

地域連携室 室長（教授）
舛形 尚（ますがた ひさし）

Q 地域連携室って、どんなことをしていますか？

A 患者さんが安心して療養生活が送られるように事務職員、看護師、医療ソーシャルワーカーが相談に応じています（写真）。医療・福祉相談や在宅療養、転院先の病院など相談内容はさまざまです。また、かかりつけ医からの紹介予約やセカンドオピニオン外来、禁煙外来、遺伝子相談外来、高次脳機能障害外来などの特殊外来予約も行っています。患者さんの状況に応じて地域医療機関や、行政機関と連携しながら患者さんが必要な制度やサービスを利用できるようにサポートしています。

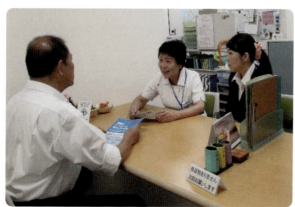

写真　地域連携室窓口

Q 治療を受けたいときは、どうしたらいいですか？

A 香川県内外から多くの患者さんが受診されています。そこで、診察待ち時間の短縮を図るため、かかりつけ医から地域連携室を通して診察の予約ができます。診察日時については、可能な限り、希望にそえるよう努めますので、かかりつけ医にご相談の上、事前予約をお願いします。

Q セカンドオピニオンとは何ですか？

A セカンドオピニオンとは、主治医の診断や治療方針に対する別の医師の意見という意味です。現在、治療を受けている方で主治医を信頼していても、ほかの医師の診断や治療方針も聞いてみたいと思うことはありませんか。また治療の効果が当初の予想と違い、今後どのようにすれば良いかと悩んだり、もっと良い方法がないかと不安に陥る場合もあると思います。そんな場合は、主治医に紹介状を書いてもらうことで、セカンドオピニオン

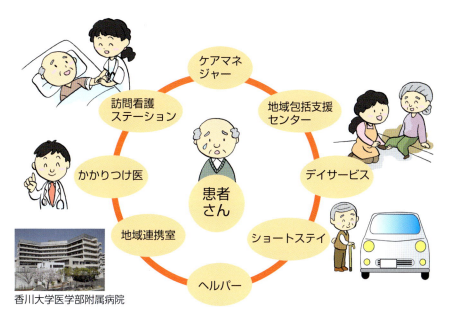

図　地域連携のイメージ

を利用することができます。地域連携室では、セカンドオピニオンを受けられる病院を探したり、予約することができます。

 介護・福祉または医療費について相談できますか？

A 介護や福祉、医療費などについて困っていることがあれば、地域連携室の相談窓口でお伺いしています。地域連携室の看護師や医療ソーシャルワーカーが、安心して治療を受けられるよう相談に応じます。

 退院後の生活が心配です。相談にのってくれますか？

A 地域連携室の看護師や医療ソーシャルワーカーが退院後も安心して生活できるようにサポートしています。
【退院後、ご自宅で過ごす場合】
「一人暮らしだから」「家族はいるが医療的なケアや介護ができるか心配だから」など、さまざまな不安や心配があると思います。また、患者さんそれぞれに生活状況が違っています。そこで、看護師と医療ソーシャルワーカーがご自宅での普段の生活の様子を伺いながら、退院後の生活がイメージできるようにサポートしていきます。患者さんの状況に合わせて、活用できる社会資源や介護サービス、訪問看護、往診医を紹介しています。

【退院後、ほかの病院で入院を継続する場合】
当院で急性期の治療が終了し、リハビリや治療をほかの病院で継続していただく場合は、医療ソーシャルワーカーが相談に応じています。まず、患者さん本人や家族の希望を聞き、主治医や担当看護師と一緒に患者さんにとってベストな療養場所を考えていきます。そして、リハビリや長期的な療養など状況に合わせて、ほかの病院に入院できるよう調整をしています。

私たちは患者さんが安心して退院後の生活を送れるようにサポートしています。

一言メモ

地域連携室は、継続的な医療や看護、介護を必要とする患者さんに対して、最良の医療・福祉サービスを提供するために地域医療機関や地域福祉施設及び行政機関などと密接な連携を図り支援を行っています（図）。

Q&A方式

香川大学医学部附属病院の最新治療——栄養管理

Q59 臨床栄養部の役割(栄養管理)とは?

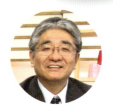
臨床栄養部
部長(教授)
正木 勉
まさき つとむ

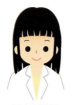
臨床栄養部
副部長(准教授)
井町 仁美
いまち ひとみ

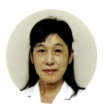
臨床栄養部
副部長(管理栄養士)
藤井 映子
ふじい えいこ

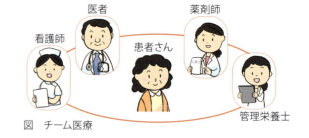
図 チーム医療

Q 食事が十分に取れていないので、治療に耐えられるか、とても不安?

A 臨床栄養部では、患者さんの入院中の食事提供、食事の相談、自宅に帰られても継続して食事療法ができるように食事指導を行うほか、栄養状態が不安な患者さんには、NST(栄養サポートチーム)が栄養状態のサポートを行っています。

医師、医療スタッフたちでつくられた病院NSTと病棟NSTが、それぞれの専門の知識を持ち寄り「この患者さんのためには、どうすればよいのか」など、最も適した栄養の取り方を話し合い、栄養状態を改善できるように主治医に提案しています。

管理栄養士は、糖尿病透析予防チーム・緩和チーム・褥瘡チーム、移植チームなど、チームの一員として栄養学の専門性を生かし、患者さんからの不安や疑問に答え、継続して栄養治療を行えるようにお手伝いをします(図)。

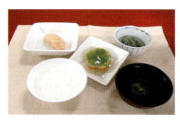
写真 食べやすい形態に整えた食事

Q 自宅に帰ってからも食事療法が続けられるか不安ですが?

A 入院中の食事と全く同じ食事を続けようとする必要はありません。入院中は、病院の食事と自宅での食事との違いをよく観察しましょう。まず、1日3食バランスのよい食事を心掛けることが大切です。

臨床栄養部では、退院後も、食事に気をつけてもらえるように、患者さんやご家族に対しての栄養相談を行っています。パンフレットなどの利用、集団栄養食事指導(糖尿病教室等)や個人栄養食事指導を受けていただくなど、自分にできそうなことを入院中に探してみてはいかがでしょうか。不安な場合は、医師や看護師、管理栄養士へご相談ください。退院後は、受診の際に定期的に栄養指導を予約し、検査値と合わせて食事内容の確認をするのもよいでしょう。

一言メモ

臨床栄養部では、入院中の食事提供、食事相談のほか、一人ひとりにあった栄養の取り方(口から食べる、胃や腸に栄養剤を入れる、点滴による栄養など)を、医師、看護師、管理栄養士らが共同で「栄養管理計画書」を作成し、より良い栄養管理を行います。

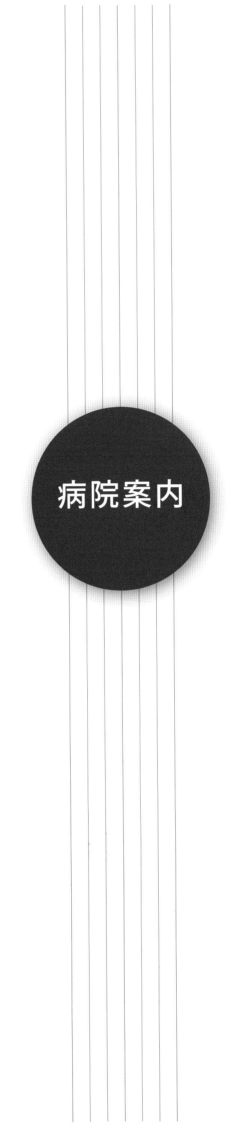

病院案内

概要

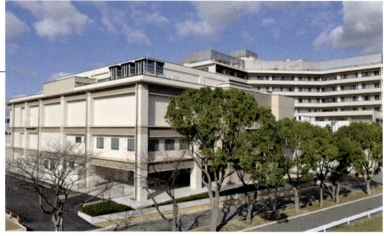

手術棟（手前）と南病棟

● **設置**
昭和58年4月1日

● **開院**
昭和58年10月20日

● **承認病床**
613床

● **外来診療受付時間**
（1）新来患者　午前8時30分～午前11時00分
（2）再来患者　午前8時30分～受付終了時間は診療科により異なります。
　　　　　　　（予約の方はこの限りではありません）
診療時間　午前8時30分～午後5時15分

● **休診日**
土曜、日曜、祝日及び年末年始（12月29日～1月3日）

● **患者さんをご紹介くださる先生方へ**
当院所定の紹介状（診療情報提供書）に必要事項をご記入の上患者さんにお渡しください。

● **紹介状持参のお願い**
新来の場合で紹介状をお持ちでない方には、「特定療養費」3000円（税別）をご負担していただくことになります。できるだけ紹介状をご持参くださいますようお願いします。

● **当院の施設承認事項**
（1）医療法第4条の2に定める「特定機能病院」です。
（2）厚生労働省指定の「都道府県がん診療連携拠点病院」です。
（3）香川県指定の「エイズ診療中核拠点病院」です。
（4）厚生労働省の定める「臓器提供施設」です。
（5）公益社団法人日本臓器移植ネットワークの「腎臓・膵臓移植施設認定病院」です。
（6）香川県指定の「災害拠点病院（地域災害医療センター）」です。
（7）香川県指定の「肝疾患診療連携拠点病院」です。
（8）香川県指定の「認知症疾患医療センター」です。

● **香川大学医学部附属病院のホームページ**
http://www.med.kagawa-u.ac.jp/hosp/
外来診療・入院診療の手続き・ご案内、各診療科などの紹介、お知らせ、病院ニュースを掲載しています。

平成27年12月現在

●組織図

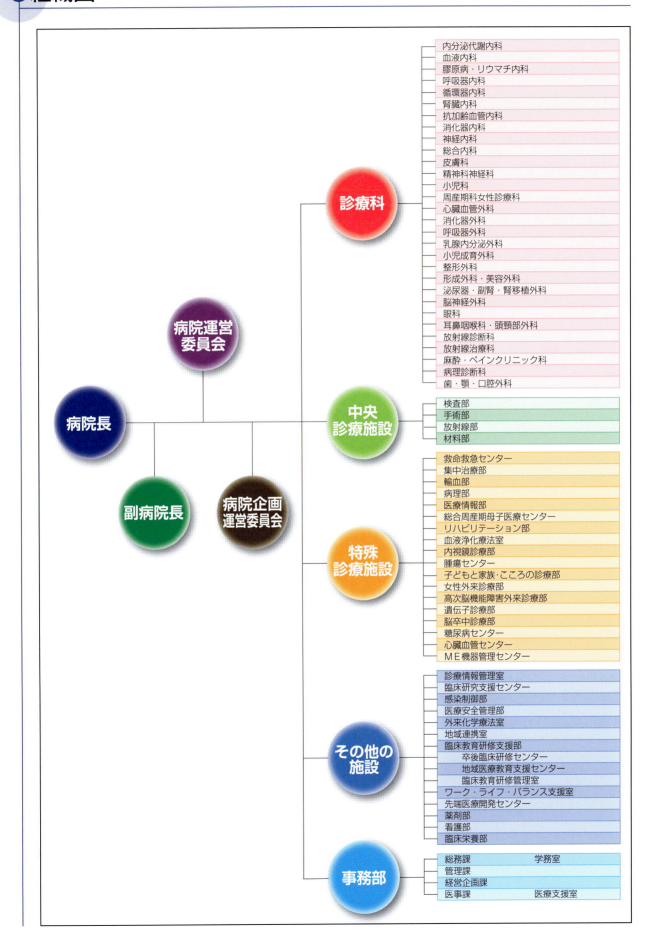

●受診申し込みから帰宅まで

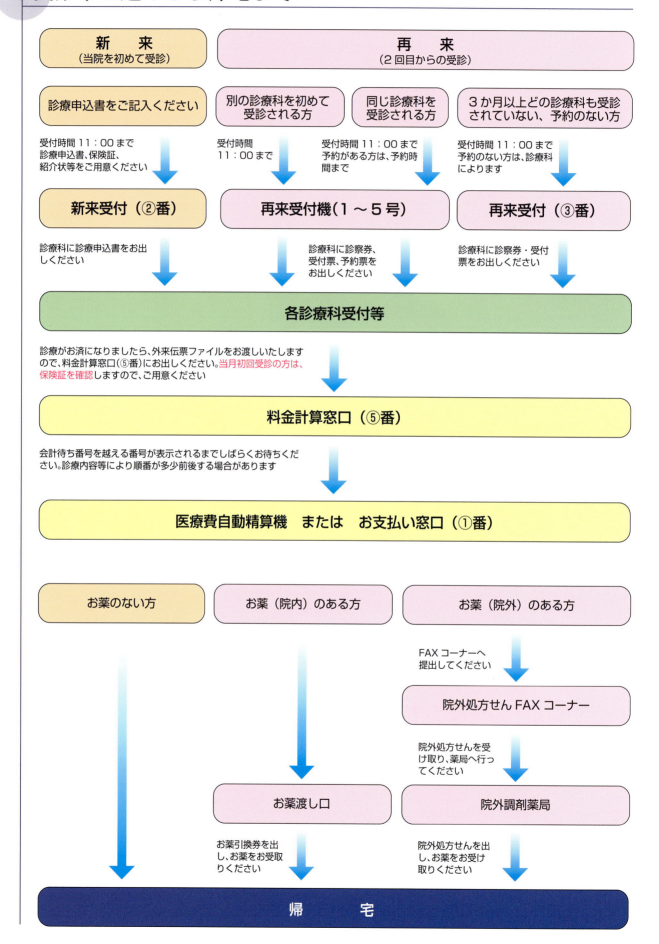

●患者紹介の流れ

地域の医療機関から紹介していただいている患者さんに迅速に対応し、当院での外来受診の待ち時間短縮を図るために、FAXでの事前外来紹介予約システムの利用を地域の医療機関にお願いしています。

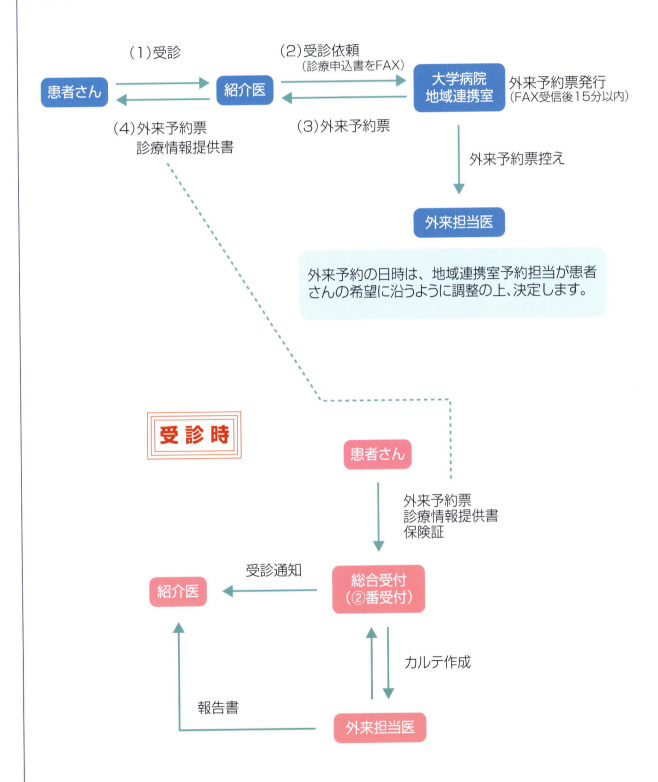

診療申込書（FAX）の様式は、病院ホームページに掲載しています。
http://www.med.kagawa-u.ac.jp/hosp/iryokankei/syokai.html （患者さんを紹介される医師の方へ）

セカンドオピニオン外来のご案内

当院では、患者さんの病気や診療に対する不安や疑問にお答えするため、セカンドオピニオン外来を開設しています。

セカンドオピニオン外来は、通常の診療とは別枠で行うもので、患者さんのご相談に専門医が適切なアドバイスを提供させていただきます。

いろいろな不安や疑問を抱えておられる方のご相談をお待ちしています。

●目的

病気の診断や治療法について、当院の医師から患者さんに専門的な意見や判断を提供し、患者さん自身が今後の治療の参考にすることを目的とします。転医希望や医療事故に関する相談ではありません。また、病気に関する新たな検査や治療も行いません。

●対象

当院以外の主治医から治療を受けている患者さんで、主治医からの情報提供書(紹介状)を持参できる患者さんを対象とします。ご家族のみのご相談も可能ですが、その場合はご本人の同意が必要です。患者さんが未成年者の場合には、続柄を確認できる書類(健康保険証など)が必要となります。

●相談内容

具体的な相談内容としては、現在の診断や治療の妥当性に不安を感じている場合、内科療法と外科療法の選択に迷っている場合、手術を勧められたが判断がつかない場合、などです。セカンドオピニオンの結果については、主治医の先生にもご報告しますので、患者さんの今後の治療などについて主治医とご相談ください。

●申し込み

当院地域連携室の受付担当までご連絡いただきますと、所定の申込用紙を送付いたします。必要事項をご記入の上お申し込みください。受付担当者は、担当医師と日程調整の上、予約日時を決定し、申込者に通知します。

申込者は、受診日に主治医からの診療情報提供書(紹介状)を必ずご持参ください。また、血液検査の結果、超音波検査の結果や画像、レントゲン、MRIやCT検査のフィルム、病理検査の報告書など、セカンドオピニオンに必要な参考資料(コピーでも可)を主治医からお借りしてご持参ください。

●時間と料金

完全予約制です。

相談時間は1件につき1時間以内で、主治医に対する報告書の作成時間を含みます。

後日、主治医に対して報告書を郵送します。

診療料金は、1万5000円(税別)です(自由診療のため、健康保険などは使用できませんのでご注意ください)。

●連絡先

香川大学医学部附属病院地域連携室　セカンドオピニオン外来受付担当

TEL (087)891-2417　FAX (087)891-2412　受付時間:月～金曜(平日) 8:30～17:15

●セカンドオピニオン外来の流れ

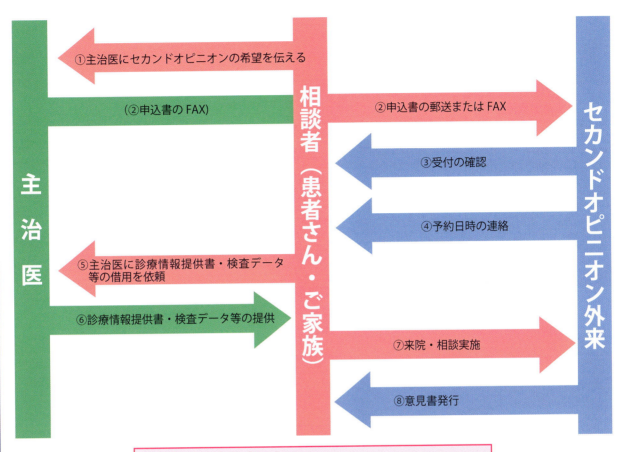

■来院時に持参するもの
予約票、診療情報提供書・検査データ等
受診申込書（FAXで申し込みされた方）
相談同意書（相談者が家族のみの場合）
身分証明書（相談者が家族のみで続柄が分かるもの）

●相談をお受けできない場合

◎セカンドオピニオン外来の予約をされていない場合

◎主治医に対する不満や過去の治療の妥当性に関する相談

◎医療訴訟に関する相談

◎交通事故に関する相談

◎転院を前提とした相談
　（最初から当院での検査・治療等を希望される場合は、一般外来診療申込をご利用ください）

◎死亡した方を対象とする場合

◎診療情報提供書、検査データ等のない相談

◎相談者が患者さん本人、家族以外の場合

◎セカンドオピニオンが困難または不適当と当院が判断した相談

検診・ドックの実施について

●検診・ドック

健康はかけがえのない財産です。その健康を守るお手伝いをさせていただきたく当院でも2004（平成16）年度より腫瘍（がん）、心臓、脳のドックを開始しました。

当院の検診・ドックは、日本人の3大死因である、がん、循環器疾患、脳卒中の早期発見を目的としており、PET（ポジトロン断層撮影法）装置をはじめMRI等の先進診断機器を十分に活用した、特定機能病院に相応しい高度な検診システムとなっています。

●PET（ペット）検査とは

従来の臓器ごとの検査と異なり、全身の「がん」を一度に画像としてとらえ、病気を的確に診断する新しい検査法です。

当院では、2002年にサイクロトロン・PET装置を中四国地方で最も早く導入し、^{18}F-FDG PET検査を中心に運用しています。サイクロトロンが施設内にあるメリットを最大限に利用し^{11}Cや^{15}Oなど短半減期核種を使った特殊検査も行っており、県内外から検査依頼があり、豊富な実績があります。

2010年度からはPET/CTが稼働して、診断能力の向上がさらに期待できます。検診ドックにおいても、診療と同様に医師が最新の機器を使用して検査を実施します。

お問い合わせ先：医事課検診受付（外来係）TEL（087）891-2055

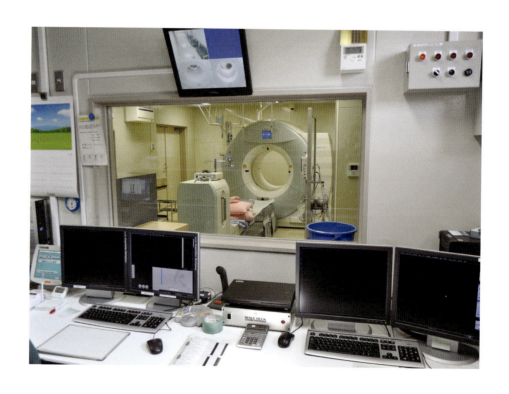

● 検診実施事項一覧

● 腫瘍ドック

検 診 日	毎週水曜日（2名予約制）
所要時間	午前8時30分から 結果説明まで含めて約4時間
料 金	185,500円（税込み）

検診内容：
① 身体計測
② 尿検査（腎・膀胱）、尿細胞診
③ 喀痰細胞診（事前渡し）
④ 糞便検査（大腸）2回（事前渡し）
⑤ 血液・生化学的検査
⑥ 腫瘍マーカー
　　α－フェトプロテイン（AFP）精密測定
　　癌胎児性抗原（CEA）精密測定
　　扁平上皮癌関連抗原（SCC抗原）精密測定
　　PSA精密測定
　　CA19-9精密測定
　　PIVKA II 精密測定
　　CA125精密測定
　　ProGRP精密測定
⑦ 超音波検査（上腹部）
⑧ PET／CT検査（頭頸部～骨盤部）
⑨ 心電図検査
⑩ 内視鏡検査（上部消化管）

● 心臓ドック

検 診 日	毎週金曜日（2名予約制）
所要時間	午前8時50分から 結果説明まで含めて約3時間
料 金	44,000円（税込み） 〈オプション〉 ● 心筋シンチグラム　91,000円加算 ● 冠動脈CT　44,000円加算

検診内容：

身体計測	身長・体重・標準体重・肥満度・体脂肪率
血圧測定	体位変動測定（座位・臥位・立位）・血管脈波測定・血管伸展性検査
心電図検査	安静時心電図・運動負荷試験（トレッドミルテスト）
超音波検査	心臓超音波
胸部X線	肺陰影・心胸郭比

血液検査	血液学	白血球・赤血球・ヘモグロビン・ヘマトクリット 血小板・白血球分画
	生化学	総ビリルビン・総蛋白・アルブミン・尿素窒素・クレアチニン・尿酸・ChE・Ca・ナトリウム・カリウム・クロール・中性脂肪・LDH・CPK・CPK-MB 総コレステロール・HDLコレステロール・LDLコレステロール・GOT・GPT・ALP・γ-GTP・血糖・HbAlc
	心臓ホルモン	血漿BNP（Brain Natriuretic Peptide）
	血漿蛋白免疫学	C反応性蛋白（CRP）定量

尿検査	比重・PH・蛋白・糖・ウロビリノーゲン・潜血
診察	循環器スタッフによる一般診療

〈オプション検査〉
心筋シンチグラム　冠動脈CT

● 脳ドック

検 診 日	毎週火曜日・木曜日（2名予約制）
所要時間	午前8時30分から 結果説明まで含めて約3時間30分
料 金	51,500円（税込み）

検診内容：
① 身体計測
② 尿検査
③ MRI検査
　　頭部断層撮影（T1強調画像、T2強調画像、FLAIR画像）
④ MRA検査
　　頭蓋内血管撮影、頸部血管撮影
⑤ 血液・生化学的検査
⑥ 心電図検査
　　安静時心電図（12誘導）
⑦ 血圧測定
⑧ 神経学的診察
　　脳神経外科専門医による診察

●病院案内図

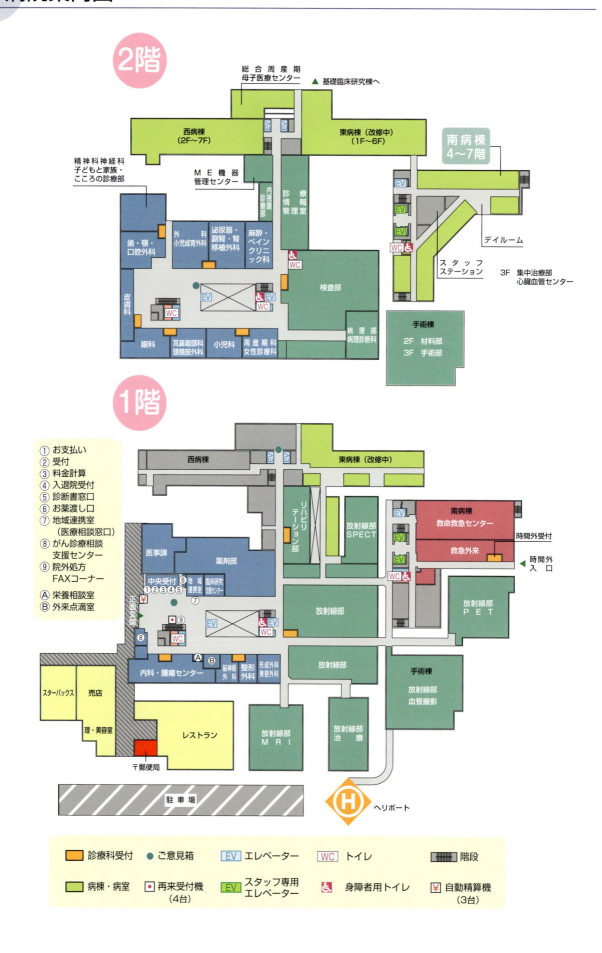

交通案内

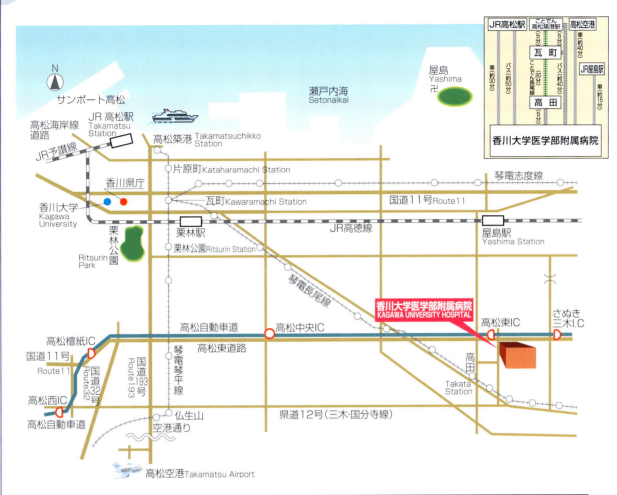

電車とバス利用の場合	ことでん「高松築港」駅（JR「高松」駅から徒歩5分）から長尾線に乗車し、「高田」駅で下車、「高田」駅からことでんバスで5分、「大学病院」で下車 　所要時間　約40分（料金510円）
バス利用の場合	JR「高松」駅7番乗り場から、ことでんバス「大学病院・ことでん高田駅行き」に乗車、「大学病院」で下車 　所要時間　約50分（料金620円）
タクシー利用の場合	JR「高松」駅から　　　所要時間　約30分（料金　約4,000円） 高松空港から　　　　所要時間　約40分（料金　約5,500円）
高松自動車道利用の場合	（東方面よりお越しの場合）さぬき三木IC（高松道）より車で5分 （西方面よりお越しの場合）高松東IC（高松道）より車で3分

外来駐車場利用料金のご案内

車で来院の方は、駐車券を持参し院内で出場の前に割引認証を受けて下さい。

割引認証後の駐車料金		
外 来 患 者	8時間まで無料	8時間を超える30分毎に50円
入 院 患 者	入退院当日のみ無料	入院期間中の駐車は原則禁止
お見舞いの方	1時間まで無料	1時間を超える30分毎に100円
一 般 来 訪 者		30分毎に150円

・付添者については、「付添許可証」と駐車券を駐車場管理室で提示して下さい。
・特別面会者（当院から来院依頼のあったご家族）については、各階ナースステーションへお申し出下さい。「特別面会許可証」と駐車券を駐車場管理室で提示して下さい。

※但し、病院が認めた特別面会者（宿泊を伴わない付添者）・付添者（宿泊による付添者）については下記の通り　　　（1日の区分は午前0時を基準とする）

入院患者	30分毎に150円	付添者	1日 100円	特別 面会者	1日 100円
	1日 800円		2週間 500円		複数日可能

索引

症状、検査・診断方法、疾患名、治療方法やケアなどにかかわる語句を掲載しています（読者の皆さんに役立つと思われる箇所に限定しています）。

あ

- 悪性骨腫瘍 … 52
- 顎の骨が壊死 … 118
- アザ、シミのレーザー治療 … 96
- 脚の腫れや痛み … 77
- アセチルコリン … 66
- アトピー性皮膚炎 … 99
- アミロイド … 66
- アルツハイマー型認知症 … 66
- アレルギー性鼻炎 … 94

い

- 息苦しさ … 77
- 異所性蒙古斑（青アザ）… 96
- 1型糖尿病 … 58
- いちご状血管腫（赤アザ）… 97
- 一次性脳損傷 … 28
- 一酸化窒素吸入療法 … 102
- 遺伝子解析 … 36
- 遺伝子検査 … 35
- 遺伝子治療 … 135
- 胃の壁 … 38
- 医療・福祉相談 … 142
- 医療用麻薬 … 125
- 院外処方せん … 138
- 咽喉頭がん … 50
- 咽喉頭がんに対する低侵襲手術TOVS・ELPS … 50
- 咽喉頭がんの低侵襲手術TORS … 51
- インスリン … 78
- インスリン注射 … 58

う

- ウェアリング・オフ … 65
- うつ病 … 70
- 運動緩慢 … 64

え

- エイズ … 114
- エイズ診療拠点病院 … 115
- エイズとは、HIV感染症がより進行した状態 … 114
- 栄養管理計画書 … 144
- 栄養サポートチーム … 144
- エコノミークラス症候群 … 76

お

- 黄斑 … 88
- オーダーメード治療 … 37
- オーダーメード肺がん治療 … 36
- 太田母斑（青アザ）… 96
- お薬手帳 … 138

か

- 外照射 … 54
- 外傷性刺青 … 97
- 化学放射線療法 … 55
- 化学療法 … 52
- かがわ遠隔医療ネットワーク … 140
- 覚醒下手術 … 27
- 拡大内視鏡 … 38
- 画像下治療 … 56
- 画像誘導放射線治療 … 55
- 下大静脈フィルター留置 … 77
- カテーテルアブレーション … 73
- カテーテル検査 … 75
- カテーテルを用いた血管形成や不整脈の治療 … 30
- ガランタミン … 67
- 加齢黄斑変性 … 88
- 眼圧 … 90
- 看護の原点 … 136
- 患者自己調節鎮痛法 … 125
- がん診断 … 24
- 関節炎 … 112
- 関節超音波検査 … 113
- 関節リウマチ … 83, 112
- 乾癬 … 99
- 感染症検査 … 132
- 冠動脈カテーテル治療 … 75
- 冠動脈バイパス手術 … 75
- がんの治療と口の中の環境 … 118
- がんの免疫療法 … 22

き

- 気管支喘息 … 95
- 気管支内視鏡検査 … 35
- 気持ちが落ち込む … 70
- 急性中耳炎 … 92
- 救命救急センター … 126, 128
- 胸筋温存乳房切除術 … 45
- 胸腔鏡 … 16, 108

- 鏡視下手術 … 10
- 狭心症 … 74
- 強度変調放射線治療 … 20
- 拒絶反応 … 60

く

- 区域切除 … 17
- 薬の管理、調製 … 138
- 口の中の内視鏡手術 … 116
- くも膜下出血 … 68
- クラウドシステム … 141
- グリオーマ … 26

け

- 蛍光胸腔鏡 … 17
- 経口免疫療法 … 105
- 経皮的人工心肺 … 127
- 外科治療 … 42
- 血液検査 … 132
- 血管奇形 … 68
- 血管狭窄 … 68
- 血管内治療 … 10
- 血管内冷却装置 … 126
- 結腸がん … 15
- 研究 … 133
- 言語聴覚士 … 137
- 献腎移植 … 61
- 検診・ドック … 152
- 検脈 … 72

こ

- 誤飲 … 110
- 抗うつ薬 … 70
- 構音障害 … 86
- 口蓋裂 … 86
- 抗がん剤治療 … 118
- 抗凝固薬 … 72
- 抗凝固療法 … 77
- 口腔清掃 … 119
- 高血圧 … 80
- 抗血管新生薬 … 89
- 好酸球性副鼻腔炎 … 95
- 高周波 … 73
- 口唇裂 … 86
- 光線力学的療法 … 89
- 交通外傷 … 111

高度技能専門医 ……………………… 43	腫瘍ドック ……………………………… 153	腎不全 …………………………………… 58
高度進行肝がん(血管に浸潤を伴う) … 19	循環器内科の特徴 ……………………… 31	心房細動 ………………………………… 72
口内炎 …………………………………… 118	消化器がん ……………………………… 38	**す**
誤嚥 ……………………………………… 110	硝子体内注射 …………………………… 89	
鼓室形成術 ……………………………… 92	小線源治療 ……………………………… 54	膵腎同時移植 …………………………… 58
固縮 ……………………………………… 64	小児成育外科 ……………………… 108, 110	膵臓 ……………………………………… 78
個人栄養食事指導 ……………………… 144	情報通信技術 …………………………… 140	膵臓移植 ………………………………… 58
骨腫瘍 …………………………………… 52	食事指導 ………………………………… 105	膵臓移植実施施設 ……………………… 58
骨髄移植 ………………………………… 62	食物アレルギー ………………………… 104	膵臓がん …………………………… 40, 42
子どもの手術 …………………………… 108	食物経口負荷試験 ……………………… 104	膵嚢胞性病変 …………………………… 40
子どもの内視鏡手術 …………………… 108	腎移植 …………………………………… 81	髄膜腫 …………………………………… 26
こわばり ………………………………… 112	唇顎口蓋裂 ……………………………… 86	ステロイド外用薬 ……………………… 98
	新規抗がん剤臨床試験(治験)の紹介 ‥ 130	ステロイド外用薬の副作用 …………… 99
さ	新規薬剤の国際共同開発試験 ………… 130	ステロイド節約型 ……………………… 99
最新臨床検査機器 ……………………… 132	心筋梗塞 ………………………………… 74	ステント ………………………………… 75
最先端のがん治療 ……………………… 130	神経ブロック …………………………… 125	ストレス ………………………………… 70
臍帯血移植 ………………………… 62, 106	心原性脳塞栓 …………………………… 72	3DCT …………………………………… 122
さい帯血バンク ………………………… 107	人工関節置換術 ………………………… 82	3Dマッピングシステム ………………… 73
在宅療養、転院先の病院など相談 …… 142	人工股関節置換術 ……………………… 82	
作業療法士 ……………………………… 137	人工骨頭置換術 ………………………… 53	**せ**
3次元超音波 …………………………… 101	人工透析 ………………………………… 81	性感染症 ………………………………… 115
	人工乳房(ブレスト・インプラント) …… 46	生検 ……………………………………… 57
し	人工膝関節置換術 ……………………… 82	性行為 …………………………………… 114
ジェネリック医薬品 …………………… 138	人工膝単顆置換術 ……………………… 82	正常眼圧緑内障 ………………………… 91
自家組織 ………………………………… 45	人工物 …………………………………… 45	青色光 …………………………………… 88
子宮頸がん ……………………………… 48	心疾患専門の集中治療室(CCU) ……… 30	生体腎移植 ……………………………… 61
歯根端切除術 …………………………… 116	侵襲 ……………………………………… 131	生物製剤 ………………………………… 112
持続皮下インスリン注入療法(CSII) … 79	真珠腫性中耳炎 ………………………… 92	生理機能検査 …………………………… 132
歯周病 …………………………………… 116	浸潤性膵管がん ………………………… 42	セカンドオピニオン …………………… 142
耳小骨多断面再構成画像 ……………… 92	新生血管 ………………………………… 89	セカンドオピニオン外来 ………… 150, 151
視神経 …………………………………… 90	新生児医療 ……………………………… 102	遷延性術後痛 …………………………… 125
ジスキネジア …………………………… 65	新生児仮死 ……………………………… 102	腺がん …………………………………… 34
失神 ……………………………………… 77	新生児遷延性肺高血圧症 ……………… 103	全身管理 ………………………………… 131
耳内視鏡手術システム ………………… 93	振戦 ……………………………………… 64	全身倦怠感 ……………………………… 120
雀卵斑(ソバカス) ……………………… 97	心臓CT ………………………………… 123	全身麻酔 ………………………………… 118
集団栄養食事指導 ……………………… 144	腎臓がん ………………………………… 13	穿通枝皮弁 ……………………………… 46
集中治療 ………………………………… 28	心臓血管外科の特徴 …………………… 31	専門看護師 ……………………………… 136
酒さ様皮膚炎 …………………………… 99	心臓血管センター ……………………… 30	前立腺がん ………………………… 12, 13, 21
手術 ………………………………… 42, 131	心臓ドック ……………………………… 153	
術後痛 …………………………………… 124	心臓弁 …………………………………… 10	**そ**
術後の肺炎 ……………………………… 118	心臓や弁の形成 ………………………… 30	造影剤 …………………………………… 57
術前化学放射線療法 …………………… 42	腎代替療法 ……………………………… 60	臓器提供 ………………………………… 59
術中MRI ………………………………… 27	心停止後症候群 ………………………… 28	造血幹細胞 ………………………… 62, 106
術中迅速診断 …………………………… 134	心肺停止 ………………………………… 126	造血幹細胞移植 ………………………… 62
術中体外照射自家骨移植術 …………… 53	深部静脈血栓症 ………………………… 76	総合内科の役割 ………………………… 120
腫瘍センター …………………………… 130	心不全 …………………………………… 30	組織拡張器(ティシュ・エキスパンダー) 46

157

索引

組織内照射 …………………………………… 54

た
体外循環式心肺蘇生法 ……………………… 127
体重減少 …………………………………… 120
大腿骨頭壊死症 ……………………………… 83
大腸がん …………………………………… 14
大動脈 ……………………………………… 10
大動脈瘤に対する
ステントグラフト治療 ……………………… 31
唾液腺 ……………………………………… 117
唾石 ………………………………………… 117
ダブルチェック（病理診断）………………… 135
多様式鎮痛法 ……………………………… 125
胆管がん …………………………………… 40
単孔式腹腔鏡手術 …………………………… 15
単純性血管腫 ………………………………… 97
胆石 ………………………………………… 40
胆嚢がん …………………………………… 40
タンパク尿 ………………………………… 80

ち
地域医療連携システム ……………………… 140
地域連携室 ………………………………… 142
蓄膿症 ……………………………………… 95
治験 ………………………………………… 133
痴ほう ……………………………………… 66
中耳炎 …………………………………… 87, 92
中心暗点 …………………………………… 89
中心窩 ……………………………………… 88
中心性漿液性脈絡網膜症 …………………… 88
チューブシャント手術 ……………………… 91
超音波検査 …………………………… 100, 121
超音波指導医 ……………………………… 101
超音波専門医 ……………………………… 101
超音波内視鏡ガイド下穿刺吸引術
（EUS-FNA）………………………………… 41
超音波内視鏡検査（EUS）…………………… 40
超低出生体重児 …………………………… 108
直腸がん …………………………………… 14
治療サポートチーム ………………………… 53

て
低侵襲 ……………………………………… 117
低体温療法 ………………………………… 102
伝音再建 …………………………………… 92

点眼薬 ……………………………………… 91
電子カルテ ………………………………… 140

と
動悸 ………………………………………… 72
頭頸部がん ……………………………… 20, 50
透析 ………………………………………… 60
糖尿病 ……………………………………… 78
頭部外傷 …………………………………… 28
動脈硬化 …………………………………… 74
特殊外来予約 ……………………………… 142
特殊な光 …………………………………… 38
ドネペジル ………………………………… 67
ドパミン …………………………………… 64
ドパミン受容体 …………………………… 64

な
内視鏡 ……………………………………… 116
内視鏡下耳科手術 …………………………… 93
内視鏡下鼻内副鼻腔手術 …………………… 94
内視鏡検査 ………………………………… 38
内視鏡手術 ………………………………… 108
内視鏡的粘膜下層剥離術 …………………… 39
難治がん …………………………………… 42

に
二次性脳損傷 ……………………………… 29
24時間体制 ………………………………… 131
ニボルマブ ………………………………… 22
乳がん ………………………………… 44, 46
乳突削開術 ………………………………… 92
乳房温存手術 ……………………………… 44
乳房再建 ………………………………… 45, 46
ニューロナビゲーションシステム ………… 26
妊娠 ………………………………………… 100
認知行動療法 ……………………………… 71
認知症 ……………………………………… 66
認定看護師 ………………………………… 136
妊婦健診 …………………………………… 101

ね
粘膜下層 …………………………………… 38

の
脳血管内治療 ……………………………… 69
脳梗塞 ……………………………………… 68

脳死 ………………………………………… 59
脳腫瘍 …………………………………… 10, 26
脳卒中 …………………………………… 28, 68
脳動脈瘤 …………………………………… 68
脳ドック …………………………………… 153

は
パーキンソン病 …………………………… 64
バイオクリーン手術室（BCR）……………… 10
肺がん ………………………………… 16, 34, 36
肺血栓塞栓症 ……………………………… 76
肺・心臓の画像検査 ……………………… 122
ハイブリッド手術室 …………………… 10, 31
ハイリスク型HPV13種類 ………………… 49
抜歯 ………………………………………… 116
発熱 ………………………………………… 120
鳩胸 ………………………………………… 84
パピローマウイルス ……………………… 50
ハプロ移植 ………………………………… 63

ひ
皮下乳腺全摘 ……………………………… 45
非ステロイド系抗炎症薬 ………………… 125
鼻中隔彎曲症 ……………………………… 94
ひと塊で切除 ……………………………… 39
被曝 ………………………………………… 56
病院情報システム ………………………… 140
病理医 ……………………………………… 134
病理診断 …………………………………… 134
病理組織診断 ……………………………… 134

ふ
腹腔鏡 ……………………………………… 108
腹腔鏡手術 ………………………………… 12
複合性局所疼痛症候群 …………………… 49
複合的がん治療 …………………………… 23
腹膜透析 …………………………………… 81
不明熱 ……………………………………… 120
プラーク …………………………………… 119
プロバビリティカーブ …………………… 105
分子標的治療薬 …………………………… 34

へ
ヘリコプター ……………………………… 128
変形性股関節症 …………………………… 82
扁平母斑（茶アザ）………………………… 96

弁膜症、先天性心疾患に対する血管内治療 ………… 31	緑内障 ………… 90	IgE抗体 ………… 104
	緑内障手術 ………… 91	IGRT ………… 55
ほ	臨床研究支援センター ………… 133	IMRT ………… 20
膀胱がん ………… 13	臨床検査技師 ………… 134	IVR（Interventional Radiology）………… 56
放射線治療 ………… 20, 52, 54, 118		
	る	**K**
ま	ルテイン ………… 88	K-MIX ………… 140
麻酔 ………… 124		K-MIX+ ………… 141
末梢血幹細胞移植 ………… 62	**ろ**	
慢性腎臓病 ………… 80	老人性色素斑（シミ）………… 97	**M**
慢性膵炎 ………… 40	漏斗胸 ………… 84	MRI ………… 123
慢性の高血糖（血液中でブドウ糖が増えること）……… 78	ロボット手術 ………… 10,12, 13, 14	MRI撮影装置 ………… 10
慢性副鼻腔炎 ………… 94	**A**	**N**
	ART療法 ………… 115	NaSSA ………… 71
み		NMDA受容体 ………… 66
未承認薬の国内承認試験 ………… 130	**C**	NST（栄養サポートチーム）………… 144
未承認薬や新しい併用化学療法 ……… 130	CD4陽性リンパ球 ………… 114	
3つのH ………… 136	CKD ………… 80	**P**
密封小線源永久挿入療法 ………… 55	CT ………… 24, 123	PCPS ………… 127
		PD-1 ………… 22
む	**D**	PET ………… 24, 123,152
むし歯 ………… 116	DMAT（災害医療援助チーム）………… 129	PET/CT ………… 24
胸の痛み ………… 74		
胸の痛み・動悸 ………… 77	**E**	**S**
	ECPR ………… 127	SSRI ………… 71
め	ELPS ………… 50	
メチオニン ………… 25	ESS（Endoscopic Sinus Surgery）……… 94	**T**
メマンチン ………… 67		TOVS ………… 50
免疫抑制剤 ………… 60	**F**	TTM（Targeted Temperature Management）………… 126
	FDG ………… 24	Tリンパ球 ………… 22
も	FDG-PET ………… 122	
毛細血管拡張症（赤アザ）………… 97		**V**
モニタリング ………… 29	**H**	VATS（Video Assisted Thoracoscopic Surgery）………… 16
	HIV感染症 ………… 114	VATS手術 ………… 16
よ	HLA抗原 ………… 63	
4次元超音波 ………… 101	HLA半合致移植 ………… 63	
	HPV-DNA検査 ………… 49	
り	HPV（human papilloma virus）………… 48	
理学療法士 ………… 137	HPVのワクチン ………… 49	
罹患率 ………… 48		
リザーバー動注 ………… 19	**I**	
リバスチグミン ………… 67	ICT (information and communication technology) ………… 140	
リハビリテーション ………… 137	ICU ………… 131	
良性骨腫瘍 ………… 52	IgA腎症 ………… 80	

香川大学医学部附属病院

〒761-0793　香川県木田郡三木町池戸1750-1　TEL:087-898-5111（代表）
http://www.med.kagawa-u.ac.jp/hosp/

- ■装幀／スタジオ ギブ
- ■本文ＤＴＰ／御立ルミ（アルバデザイン）
- ■撮影／脇 秀彦
- ■図版／岡本善弘（アルフォンス）
- ■カバーイラスト／サノマキコ
- ■本文イラスト／久保咲央里（デザインオフィス仔ざる貯金）
- ■編集協力／山田清美　中倉香代
- ■編集／西元俊典　橋口 環　二井あゆみ（南々社）

Q&Aでわかる
香川大学医学部附属病院の最新治療

2016年1月29日　初版第1刷発行

編　著／香川大学医学部附属病院
発行者／出塚 太郎
発行所／株式会社 バリューメディカル
　　　　東京都港区芝4-3-5 ファースト岡田ビル5階
　　　　〒108-0014
　　　　TEL　03-5441-7450
　　　　FAX　03-5441-7717
発売元・編集／有限会社 南々社
　　　　広島市東区山根町27-2　〒732-0048
　　　　TEL　082-261-8243

印刷製本所／大日本印刷株式会社
＊定価はカバーに表示してあります。

落丁・乱丁本は送料小社負担でお取り替えいたします。
バリューメディカル宛お送りください。
本書の無断複写・複製・転載を禁じます。

©Kagawa University Hospital,2016,Printed in Japan
ISBN978-4-86489-047-2